体の不調をすべて解決する

絆《ばん》創《そう》膏《こう》を貼るだけ整体

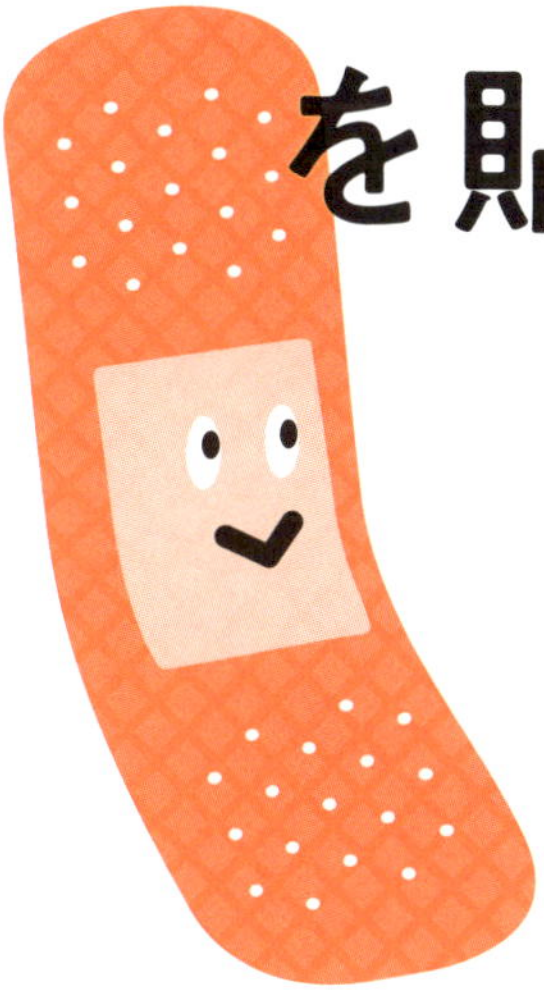

理学療法士
山内義弘

KADOKAWA

はじめに

はじめまして。理学療法士の山内義弘と申します。

私は現在、YouTubeチャンネル『腰痛・肩こり駆け込み寺』を運営し、痛みの改善についてなどの健康情報を配信する傍ら、「山内流メソッド」と呼んでいる自分の手技法を伝えるセミナーを開催したり、整体サロンの運営などを行っています。

「山内流メソッド」とは、私がこれまでの20年間で10万症例以上の患者さんをみてきた経験と研究により独自開発したメソッドです。

これは痛みや運動麻痺などの機能障害を解剖学や運動生理学をもとに科学的に捉え、①関節の感覚認知②筋肉の働き③神経の伝達（随意運動）がスムースに行われるようにアプローチする手技法です。これによって感覚と運動が結びつき、人間本来の機能を引き出すことができます。

自身の整体サロンでは、数え切れないほどの患者さんに山内流メソッドを提供し、どこに行っても治らず、手術宣告までされたつらい痛みの改善のお手伝いをしてきました。

しかし、２０２０年にコロナ禍となり緊急事態宣言が発令されたり、ステイホームが推奨されたりしたため、なかなか患者さんに直接施術ができない環境になりました。

そこで、対面でお会いしなくても何とか患者さんご自身で、私が施術するのと同様の効果が得られるセルフ施術ができないかと思い、始めたのがYouTubeチャンネル『腰痛・肩こり駆け込み寺』なのです。

このチャンネルはその名の通り、ぎっくり腰を始め、腰痛、肩こり、首こり、五十肩など、なかなか改善しないつらい症状の「最後の砦」となるセルフ整体動画の結集です。

ご自身の身体を大切に思う熱心な視聴者のお陰で、チャンネル登録者は90万人を超え（2024・11月現在）、総視聴回数は約1億回と皆に求められるチャンネルに成長させていただきました。

これまで、本当に沢山の方からこりや痛みが改善した喜びのコメントをいただきましたが、中にはやり方や触れ方がわからない、圧のかけ方が合っているのか不安、やっても改善しない、などといったコメントもいただき、まだまだ「駆け込み寺」と名乗れるほどではないと痛感していました。

もっと簡単に、もっともっと私の実際のリアル施術と同じ効果を出せるセルフ整体はないだろうか?と試行錯誤を重ね、たどりついた答えが「絆創膏整体」でした。

そもそも、私のリアル施術は皮膚をわずかに伸張することにより、関節や筋肉の中にある感覚センサーを刺激して正常な機能を獲得するというものです。

そこで、テーピング、サージカルテープなど、さまざまなテープを試し、ようやく私の指と全く同じ伸張感を出せるものにたどりつきました。それが「絆創膏」だったのです。

長い間続いている痛みやこり、関節の変形や神経の圧迫、骨折後後遺症、加齢、どんな問題があってもあきらめないで下さい。

絆創膏1枚で身体の機能は確実に改善します。

ぜひ、あなたもこの「絆創膏を貼るだけ整体」で山内流メソッドの効果を実感していただき、真の健康をつかんでください。

山内義弘

CONTENTS

CONTENTS

第2章 上半身の痛みを解決する 症状別 絆創膏の貼り方

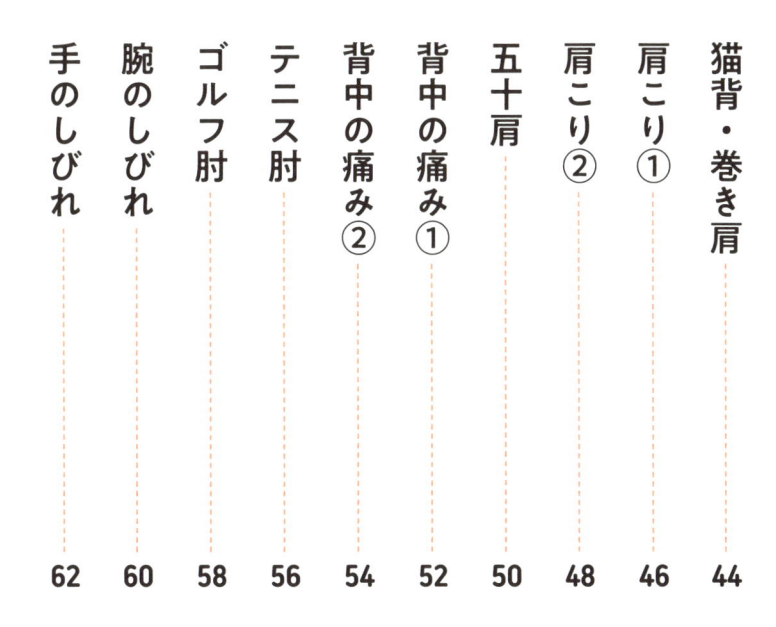

CONTENTS

CONTENTS

CONTENTS

第5章
美容&ダイエットに効果的
症状別 絆創膏の貼り方

この書籍の楽しみ方

イラストと動画で解説!

それぞれの項目にはイラストで説明してあるほか、二次元コードをつけています。スマホでかざして読み込むことで、動画でもお楽しみいただけます。

スマホをかざして!

各ページの二次元コードからは著者のYouTubeチャンネル（@yamauchi_kakekomidera）などに遷移します。（株）KADOKAWAではお問い合わせ等をお受けできません。システム等のやむを得ない事情により予告なく公開を終了する場合があります。パケット通信料等はお客様のご負担になります。2024年12月時点の情報です。

第1章

なぜ痛みが起こるのか？

&

絆創膏が痛みを解決する理由

体が動くメカニズムについて考えてみよう

関節・筋肉・神経が人の運動を叶える

歩いたり走ったり、手を上げたりものを持ったり……。私たちは日常の中で、ありとあらゆる動作をしています。

寝ている間も寝返りをうったり、無意識に腕をかいたり、24時間動きっぱなしです。じっと動かないでいる時間のほうが少ないでしょう。

では、そもそも人はなぜ動くことができるのでしょうか。

人が動くために必要なものは、第一に「関節」です。「関節」とは、骨と骨が連結している部分のこと。私たちの体には頭から足先、指先まで大小さまざまな骨があります。肩、首、背中、股、ひざ、肘、指など、骨と骨をつなぐ関節があるからこそ、体を動かすことができるのです。

二番目に重要なのが「筋肉」です。関節を動かすのが筋肉です。筋肉は腱《けん》で骨につながれています。骨同士をつなぐために関節がありますが、体を動かすためにその骨と骨をつないでいるのが筋肉です。そして、筋肉が収縮したり伸びたりすることで、体を動かします。

例えば、手をグーにすると手の平側の筋肉が収縮し、手の甲側の筋肉が伸びます。反対に、手をパーにすると、逆の動きが起こります。つまり、手の平側の筋肉が伸び、手の甲側の筋肉が収縮します。これは骨と骨につながれている筋肉が動いているからできる動きなのです。

三番目に重要なのは「神経」です。神経とは、脳からの情報を筋肉に伝達する役割を担っています。神経には、中枢神経と末梢神経があり、中枢神経は指令を出したり処理をするスーパーコンピュータのようなもの。そして、その指令を伝えるのが末梢神経という、いわゆる電線のようなものです。

このように、「関節」「筋肉」「神経」の３つの機能がうまく働くことで、私たちは動くことができるのです。

痛みやこりの発生には知られざる要因が！

関節を覆う膜（ファシア）とセンサーとは？

骨折をしたり関節に変形が起きると、当然痛みが発生します。しかし、肩こりや腰痛など、骨や関節に問題がなくても痛みを抱えている方はたくさんいます。それはなぜでしょうか？

骨と骨のつなぎ目にある関節には、それを覆い囲っている関節包《かんせつほう》という膜（ファシア）があります。そして、その膜の中にはセンサーが埋め込まれています。

そのセンサーの役割は大きく3つあります。

1つ目は関節がどの位置にあるか、どれだけ曲がっているか、または伸びているかを感知する「位置センサー」。2つ目は、どのぐらいのスピードで動いているかを感じる「加速度センサー」。3つ目は関節がどれほどの負荷で伸ばされているかを感じる「牽引《けんいん》センサー」です。

この3つのセンサーがあるからこそ、私たちは滑らかに関節を動かすことができるのです。

例えばひざを伸ばすときは、脳から筋肉に「動きなさい」という命令を出して、それが神経を伝わって筋肉に伝達をします。

神経は、体中に網目のように張り巡らされており、脳から筋肉への命令があって、初めて筋肉を動かすことができます。

そして、そのときにひざの関節がどの位置にあって、どのスピードで動いているか、そういっ

人間の体を覆うファシア

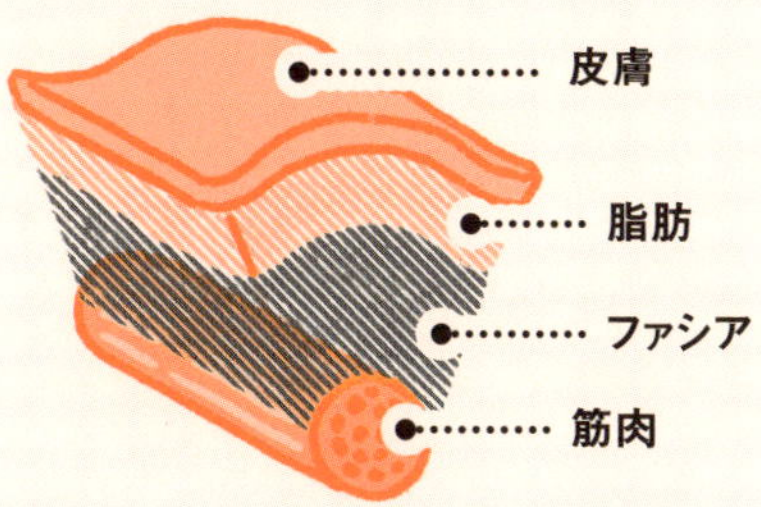

関節にはファシアと呼ばれる膜があり、人間が体を動かすために必要なセンサーが埋め込まれています。

た情報を瞬時に受け取って命令を伝えています。

ですから、そのセンサーがうまく働かないと、脳が正しい関節の位置やスピードの情報をキャッチできずに、それらを無視した筋肉の命令を出してしまいます。関節がデタラメに動かされて正しく動かされなければ痛みを引き起こされてしまうのも当然ですよね。

つまり、私たちが動いたときに生じる痛みのほとんどは、このセンサーの働き不足が原因なのです。

肩こりや腰痛もセンサーの働き不足

肩がこったり、腰が痛くなったり……。ひざが痛いなど、みなさんも、さまざまな痛みに悩まされていると思います。

もちろん、痛みの原因には筋肉がこり固まっていたり、神経の伝達に問題があるなど、いくつか原因が考えられますが、私がこれまで患者さんを見てきた中で、痛みの85％がいまお話をしたセンサーの不具合が原因であると言えます。

例えば「首がこっている、痛い」という場合、もちろん筋肉がこり固まってはいますが、その大元をたどると、出だしは関節のセンサーの働き不足が原因です。

首が動くときは、骨（頭蓋骨）と骨（第一頸椎《けいつい》）のつなぎ目である関節（環椎《かんつい》後頭《こうとう》関節）をはじめとして、いろいろな関節を必要とします。

しかし、センサーの働きが悪いと、脳は筋肉に正しい命令を伝えられなくなり、関節は無理やり動かされてしまい、結果として痛みやこりが発生するのです。

体の天敵「センサーの働き不足」はなぜ起こるのか？

センサーの働きが悪くなる4つの原因

では、どうしてセンサーに不調が出てくるのでしょうか？

1つ目は「不動」です。座りっぱなし、立ちっぱなしといった状態です。何時間も動かずにずっと同じ姿勢を継続していると、センサーの働きが起きない状況が続き、センサーが働き不足になります。

2つ目は「怪我」です。怪我やちょっとした痛みで、しばらく動きを回避していた期間があると、センサーが働かなくなってきます。

3つ目は「負荷」です。重たいものを持ったり、ひねりが加わりすぎたり、想定以上の負荷が関節にかかることで、関節の袋（関節包）自体に傷がついたり、情報が乱れたりします。

4つ目は「使いすぎ」です。関節をずっと繰り返し動かして同じ運動をすることで、情報がうまく伝わらなくなってきます。

例えば、ぎっくり腰など、なぜ「動いて痛い」痛みが起こるのでしょうか？長時間のデスクワークなどが習慣化していると、骨盤周辺の関節のセンサーが働かなくなります。そのため、いざ立とうと思ったときに脳が筋肉に正しい命令を伝えられなくなるのです。結果、立つときに腰の関節が強引に動かされてしまい、ぎっくり腰などの動いて痛い痛みが起こるのです。

また、スマホの使用などで手首が固定された状態を長く続けている人も多いと思います。脳は手首の関節のセンサーの情報を頼りに筋肉に指令を出し、スマホを持ち、指を使い、首や肩で腕全体を巧みに支えているので、首や肩のこりは、首だけでなく手のセンサーが原因であることも多いのです。

他にも重たいものを持つと手の重みが肋骨《ろっこつ》の付け根にかかり、センサーが乱れることもあります。足首も関節が密集してアーチを形成しているので、歩かなかったりデスクワークばかりしていると、センサーが乱れてしまいます。

関節のセンサーが正常なら「筋肉」「神経」を疑おう

センサー以外にもある痛みの原因

ぎっくり腰や、首など「動かして痛い」という場合、85％は関節のセンサーの働き不足が原因です。関節を滑らかに動かせないことが痛みにつながります。

しかし痛みの原因は関節のセンサーだけではありません。首こりや肩こりなど、筋肉がこり固まっていたり、筋肉が神経に悪い影響を与えて痛みの原因となっているケースも多いのです。

神経は筋肉の筋と筋の間や、筋肉を貫通して走行しています。そのため、筋肉がこっていると、そのこり固まりが神経をギュギュッと締め付けて、それが手足のしびれや坐骨《ざこつ》神経痛を引き起こします。

ちなみに、余談になりますが、血管も神経と同じルートを走っているので、血管も神経同様に締め付けられて血流が悪くなり、このことは冷えにつながります。ですから筋肉の問題（＝神経や血管の締め付け）を解決すれば、冷えも解決できるのです。

筋肉が骨の正常な位置を乱してしまうことも

他にも筋肉のアンバランスな活動が骨の正常な位置をずらしたり、神経を締め付けてしまい、悪影響を及ぼすことがあります。

このケースで代表的な場所は、背骨の彎曲《わんきょく》異常や肩甲骨《けんこうこつ》の彎曲・膝蓋骨《しつがいこつ》（お皿）の位置異常です。

背骨を例に説明をしましょう。背骨は横から見ると首の骨（頸椎）は前彎《ぜんわん》と言ってわずかに反り、胸の骨（胸椎）は丸まり、腰骨（腰椎）はまた軽く前彎しています。

この背骨のS字カーブが基本の正常位置ですが、座った姿勢をとると、腰椎が真っ直ぐになります。加えてその姿勢を継続すると、腰骨の後ろの筋肉がこり固まり、腰椎のストレート化が完成されてしまいます。

この状態を放置すると椎間板（腰骨と腰骨の間にあるクッション）が後方に押し出され、椎間板ヘルニアや坐骨神経痛に発展します。また、腰骨が真っ直ぐ突っ張ってしまっているので、歩行時の地面からの衝撃を吸収できず、変形性股関節症、膝関節症、腰痛の真の原因ともなってしまいます。

筋肉が正しく動けば骨も正しい位置に戻り痛みも解消

このように座ったままの姿勢が長く続くことによる腰椎のストレート化は、一度完成されてしまうとなかなかその沼から抜け出せません。その真の原因は腰椎を軽く反らせる筋肉（多裂筋《たれつきん》）の働き不足です。こうなるといくらストレッチをしても筋肉を揉んでも、この働き不足は解消されません。ではどうすればよいのでしょうか？

筋肉が喜ぶ刺激とは？

私たちの筋肉は普段、闇雲に収縮しているわけではなく、あるきっかけを頼りに動いています。それは、筋肉は働く前に「わずかに伸張されている」ということです。正常な筋肉はそのきっかけを自然に作れているのですが、腰椎のストレート化の原因のように一度筋肉がこり固まってしまうとそのきっかけが作れず、自ら働く（収縮する）ことが困難になってしまいます。

そこで山内流メソッドの登場です。

こり固まった腰椎の筋肉に対して、わずかな伸張を与えます。するとその筋肉は収縮するきっかけをつかみ、正常に働いてくれます。結果、ストレート化していた腰椎が自然な前弯を獲得し、坐骨神経痛や腰痛、変形性関節症などを改善してくれるというわけです。

たったの2秒で解決！センサーを正常にする方法

眠っていたセンサーに動きの情報をインプット

では関節のセンサーを正常に働かせるためには、どうすればよいのでしょうか？　これこそ私が開発した山内流メソッドによるアプローチです。

そもそも、それぞれの関節には正しく動くための動きやすい方向があります。例えば、左を向きたいときに体幹が左にひねられるわけですが、そのときに背骨に対して肋骨は下にスライドをしながら体が回ります。

ところが、そこの関節のセンサーが働いていない場合は、無理やり、別の関節を使って動かすことになります。動かないのに動かされるので激痛が走るというわけです。

それが腰の場合はぎっくり腰、首なら寝違え、ひざなら関節痛といった症状として現れます。

そこで先ほどの肋骨の場合は、私が手技によって骨に対して肋骨を下向きにすべらせ、センサーに下向きの情報を伝えてあげることで、止まっていたセンサーを目覚めさせて正常化することができます。

センサーにはダイレクトに触れることはできませんが、センサーは関節やその上にある皮膚と連動しているので、皮膚を動かすことで、センサーや関節にも同じ方向に刺激ができるのです。

私のサロンでは、たった2秒の手技をしただけで、半年ぐらい車椅子で過ごしていた方が、スタスタと歩きだしたこともあります。

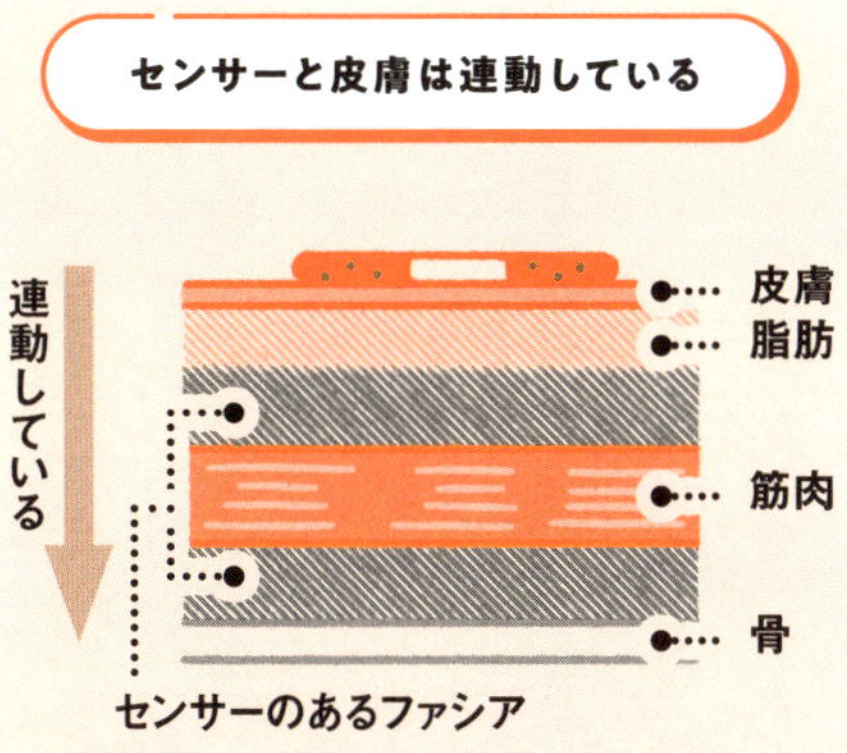

絆創膏を貼ることで、皮膚や脂肪の下にあるセンサーや関節、さらには筋肉まで刺激を与えることができます。

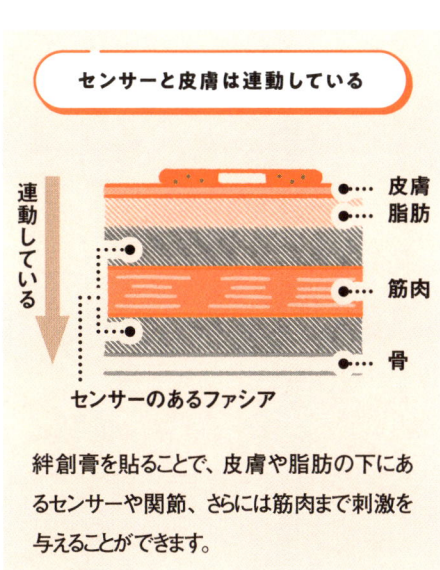

絆創膏を貼るアプローチでセルフケアができる！

関節や筋肉へのアプローチが絆創膏でできる！

では、なぜ絆創膏を貼るだけで痛みが改善されるのでしょうか？　ここまでのお話でお気づきの方も多いと思います。じつは、センサーを正しく動かすための手技が、ご家庭にある絆創膏でも同じようにできるのです。

例えば、肋骨周りのセンサーを働かせるようにしたい場合は、特定の肋骨の上の皮膚に絆創膏の片側を貼り、わずかに引っ張りながら下方向に貼ります。絆創膏のわずかな牽引力が、私の手技と同じように関節のセンサーに刺激を与え、正常な関節の運動を目覚めさせられるのです。

関節のセンサーはわずかな伸張にも反応するセンサーなので、絆創膏程度の優しく皮膚を伸張する刺激で、山内流メソッドと同等の効果を出せるのです。肋骨以外でも、各関節の動きの特性に合わせて絆創膏を貼ることで、関節のセンサーを目覚めさせ関節を正しく動かしていくことができます。

また、こりや痛みは関節のセンサーが正常でも筋肉自体に働き不足やこり固まりがあると引き起こされてしまいます。ここで絆創膏の登場です。

例えば、肘を曲げるとき、筋肉はいきなり縮むのではなく、わずかに一瞬伸ばされた後の反射を使って肘を曲げています。

この反射のきっかけになるのが筋肉のセンサーですが、こり固まって動きの悪い筋肉の場合、この初動が苦手なので、絆創膏で皮膚を引っ張って伸ばす情報を与えてあげます。これにより、筋肉がわずかに伸びて曲げるという動きが再現しやすくなります。しかも、絆創膏の幅が筋肉の幅と合っているので、単独で筋肉の刺激をするのにぴったりなのです。

このように、絆創膏のわずかな引っ張りがセンサーや筋肉を活性化させて体をスムーズに動かし、痛みを軽減させてくれるのです。

絆創膏の選び方・貼り方

市販のものでOK!

絆創膏の選び方

どこのメーカーの製品でもOK!

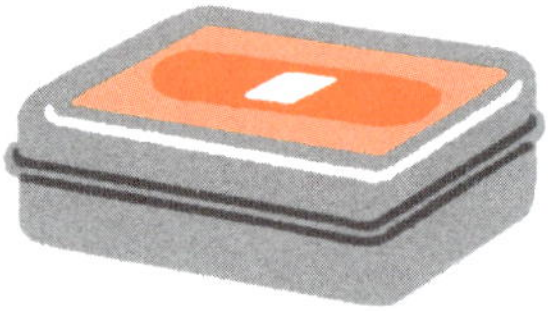

大手メーカー製品でなくてもドラッグストアや100円ショップなどで販売しているPB商品でもかまいません。素材は自分の好みのもので大丈夫。蒸れやすい人、かぶれが気になる人は不織布タイプがおすすめです。

NG!

テーピング用のテープは伸縮が大きく、貼りにくいのでおすすめできません。

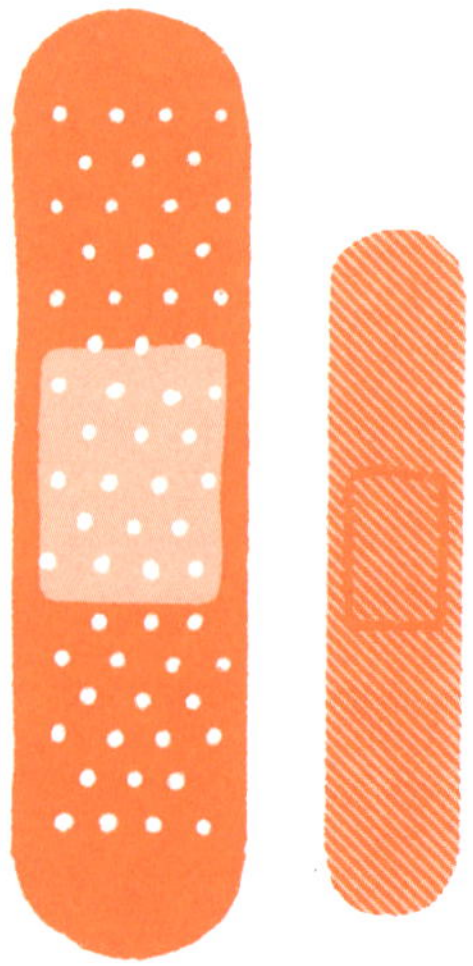

サイズにも基本こだわらなくてOK!

大判、四角形など、さまざまな形がありますが、細かいサイズの指定はありません。ただし、貼りやすいのは細長い長方形タイプです。太さは貼る場所に合わせて変えましょう。迷ったらまずは2cm×7cm程度の標準サイズを選びましょう。

絆創膏の貼り方

下向きに貼る場合

実際の貼り方の説明では、矢印を記載していますので、起点と終点を意識して貼ってください。

上向きに貼る場合、始点は下からになります。

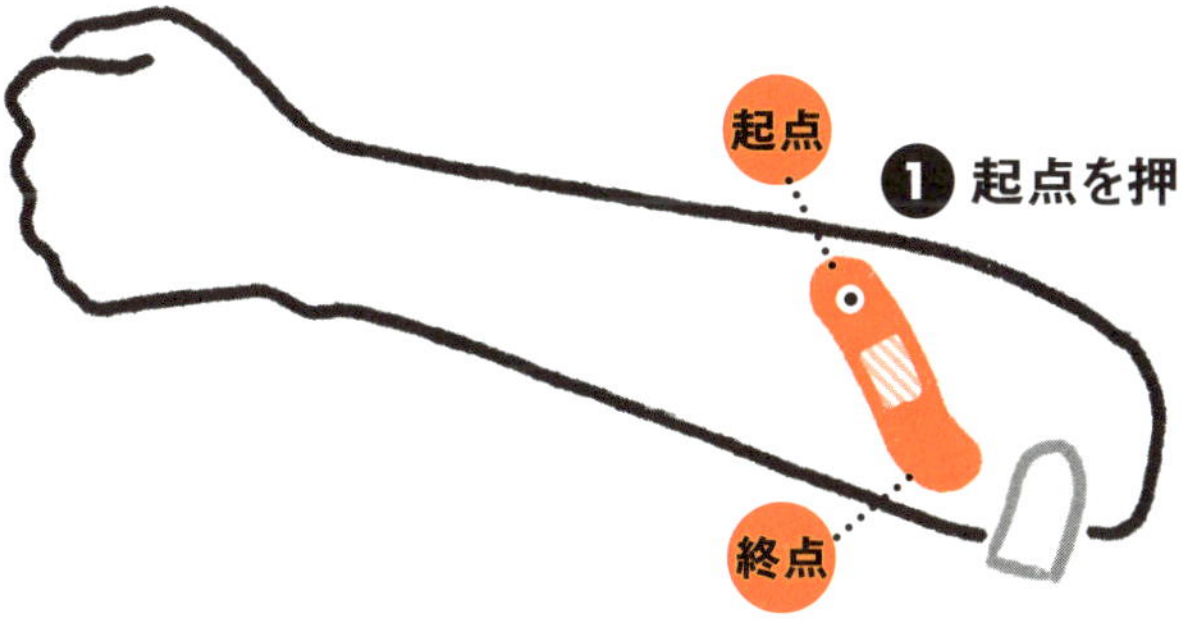

❶ 起点を押さえて

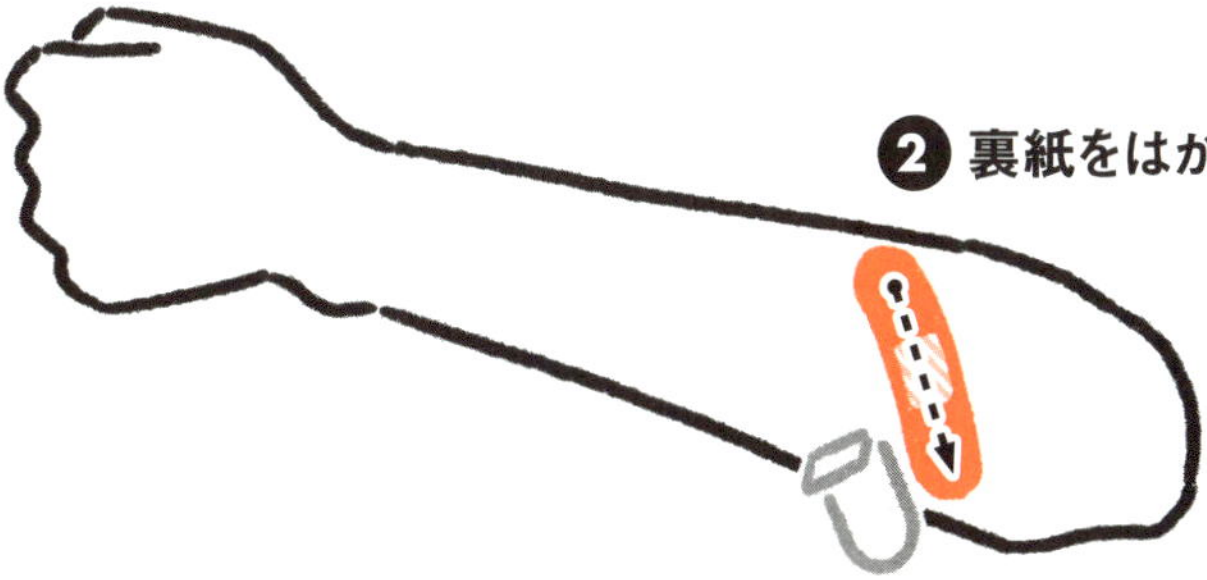

❷ 裏紙をはがす

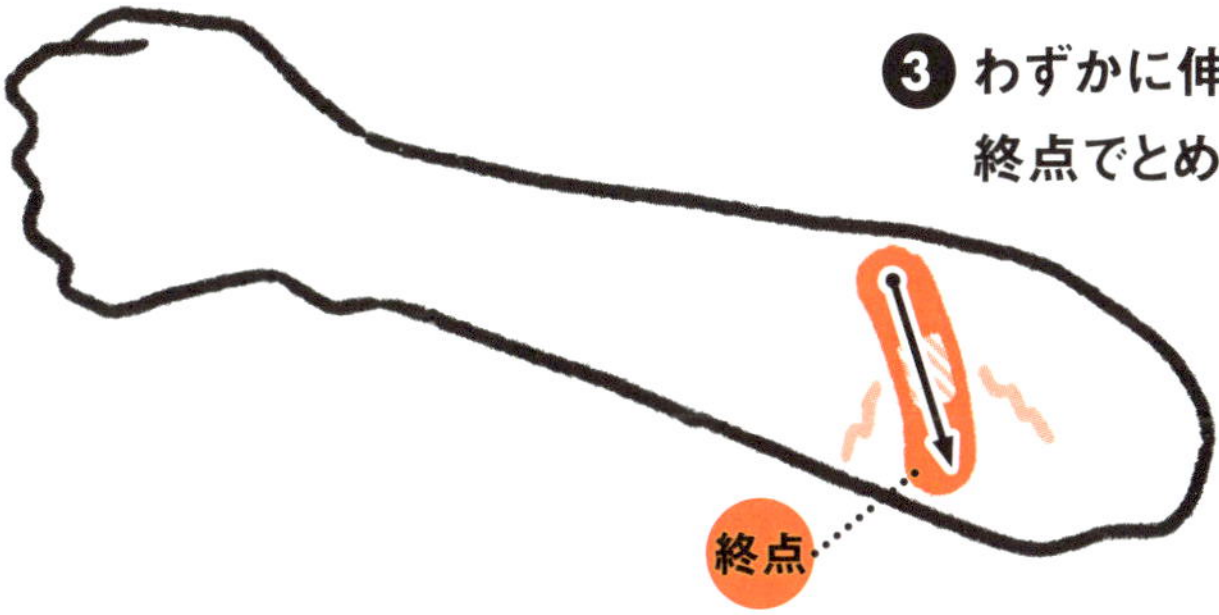

❸ わずかに伸張しながら終点でとめる

よくある疑問を解決！

絆創膏の貼り方Q&A

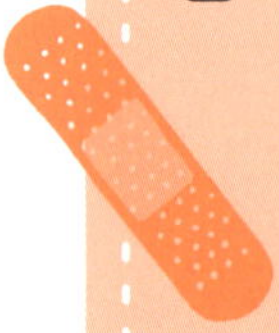

Q1 小さい子どもにも貼っていいですか？

A 何歳からでも貼ってOK

絆創膏整体の効果があるのは、痛みの原因がセンサーの働き不足、筋肉の働き不足によるケースです。小さい子どもにも貼ってかまいませんが、小さい子どもの場合は捻挫やケガなどの急性期の痛みが多いので、まずは病院を受診しましょう。

Q2 1回貼ったらどれぐらいの時間貼ればいいですか？

A 関節は1分、筋肉は５分

絆創膏はずっと貼っておく必要はありません。絆創膏で1回伸ばせば、その時点で脳が動きやすくなると記憶をします。実際、10秒だけでも効果が見られます。関節の場合は長くても1分。筋肉の場合は長くても５分を目安にはがしてください。

Q3 絆創膏をはがしたら赤くなってしまいました

A 使用を中止し、医師に相談を

かぶれや赤みが出た場合は、医師に相談を。また絆創膏をはがすときに、肌が引っ張られないように絆創膏の周りの肌を押さえ、垂直ではなく180°になるように折り返してゆっくりはがすことでもかぶれを予防することができます。

Q4

生理中や妊娠中でも貼っていいですか？

A 体調に合わせて様子を見て

生理中の冷えや、妊娠中の姿勢の変化による腰痛にも絆創膏整体は有効です。ただし、生理中や妊娠中は皮膚が敏感になります。普段は問題がなくても、絆創膏でかぶれや赤みが出る方もいるので、様子を見て判断してください。

Q5

一度使ったものをもう1回使ってもいいですか？

A 1回使ったら捨てましょう

絆創膏を貼る時間が、1回1分や5分と短い時間なので、1回の使用で捨ててしまうのはもったいないという気持ちも分かります。傷口に貼っているわけではないので、衛生的にはそこまで問題はありませんが、粘着力が弱まるので毎回新しいものを使いましょう。

Q6

セロハンテープで代用していいですか？

A 肌荒れの元になるのでNG

セロハンテープは皮膚用に作られたものではないので肌荒れの原因になります。ガムテープや養生テープも同様にNGです。絆創膏はほどよい伸縮性があり、肌に貼るために作られたもの。はがしやすさの点でも絆創膏を使用してください。

Q7

家にある古い絆創膏を使っていいですか？

A 使用期限を確認して！

絆創膏は使用期限がない商品と思っているかもしれませんが、じつは使用期限があります。メーカーによって異なりますが3～4年が目安です。古いものは粘着力が弱まるので、パッケージに書いてある使用期限を確認してみてください。

Column ❶

やってはいけない
5つの健康法

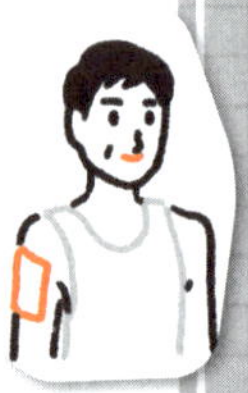

一般的によいと言われている健康法が、じつは効果がなかったり、関節が変形する可能性も！

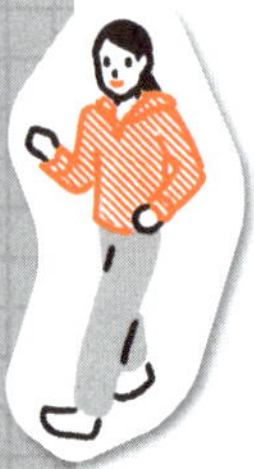

1 湿布…湿布は急性の痛みに有効です。長時間貼り続けることなどには注意しましょう。

2 散歩…間違った姿勢や歩き方で長時間&長距離を歩くことで関節の変形や痛みにつながります。

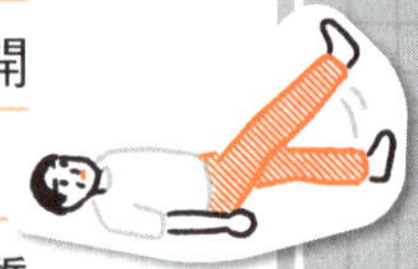

3 筋トレ…例えば、日常生活で使わない股関節を開く動きなどは関節の安定性を低下させます。

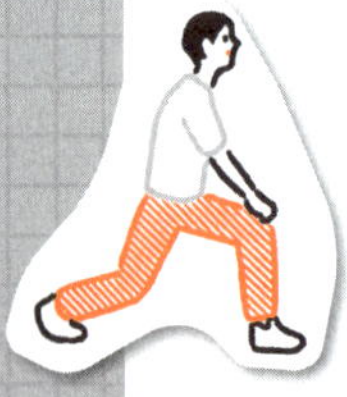

4 ストレッチ…筋肉は伸ばすほど縮みたいという性質があるため、逆に硬くなる可能性もあります。

5 深呼吸…深呼吸をするときは、手を胸に当て優しい小さな呼吸で準備運動をしてから！

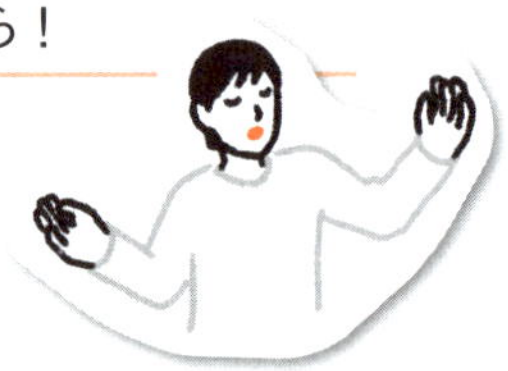

第2章

上半身の痛みを解決する

症状別

絆創膏の貼り方

シート

まずは上半身を部位別に動かしてみましょう。常に違和感がある、動かしたときに痛みがある、といった痛みの状態によっても症状が変わり、絆創膏を貼る位置も変わってきます。

と痛いですか?

肩

- 動かすと痛い → 五十肩 P50〜51
- 常に痛い → 肩こり① P46〜47 / 肩こり② P48〜49

首

- 痛くはないが首の後ろが盛り上がっている → 脂肪首 P40〜41
- 動かすと痛い → 首の痛み P38〜39
- 常に痛い → 首こり P36〜37

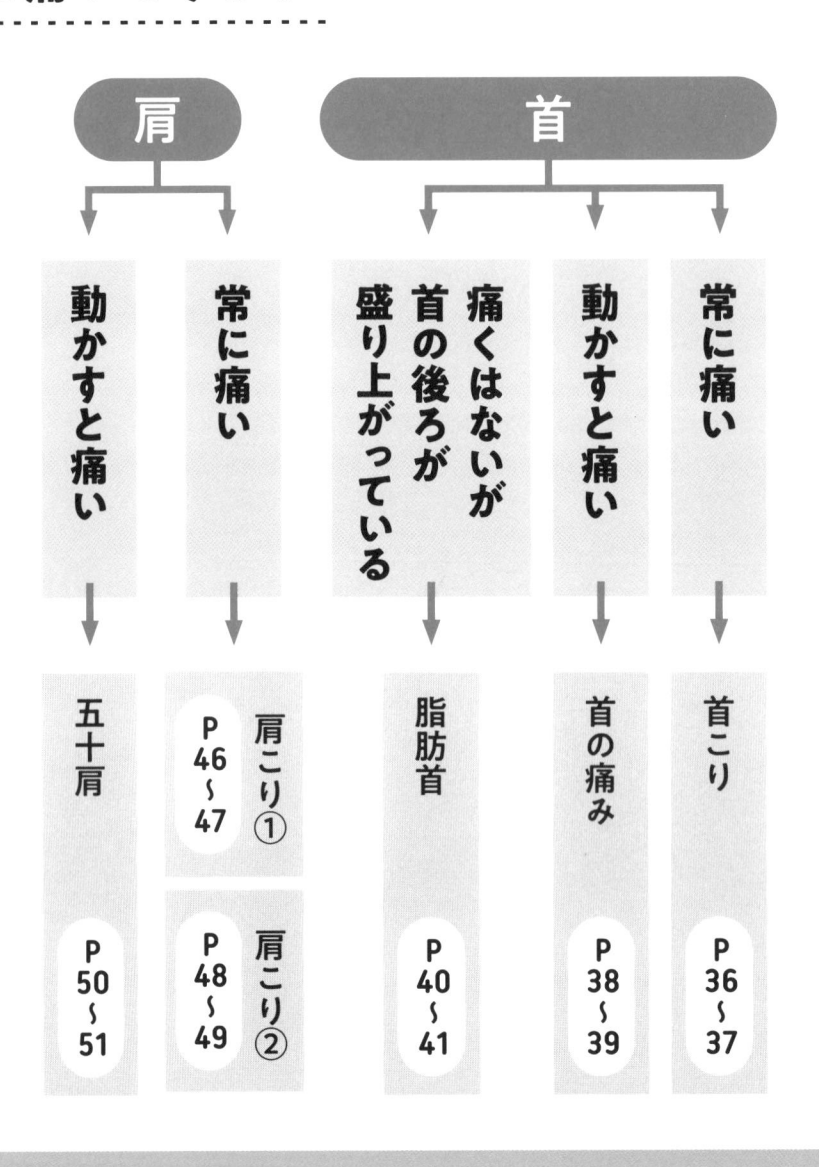

チャートで分かる 上半身の痛みの セルフチェック

上半身のどこを動かす

- **手**
  - 指が痛い&しびれる → 手のしびれ P62～63
- **肘**
  - しびれる → 腕のしびれ P60～61
  - 内側が痛い → ゴルフ肘 P58～59
  - 外側が痛い → テニス肘 P56～57
- **背中**
  - 背中の痛み① P52～53
  - 背中の痛み② P54～55

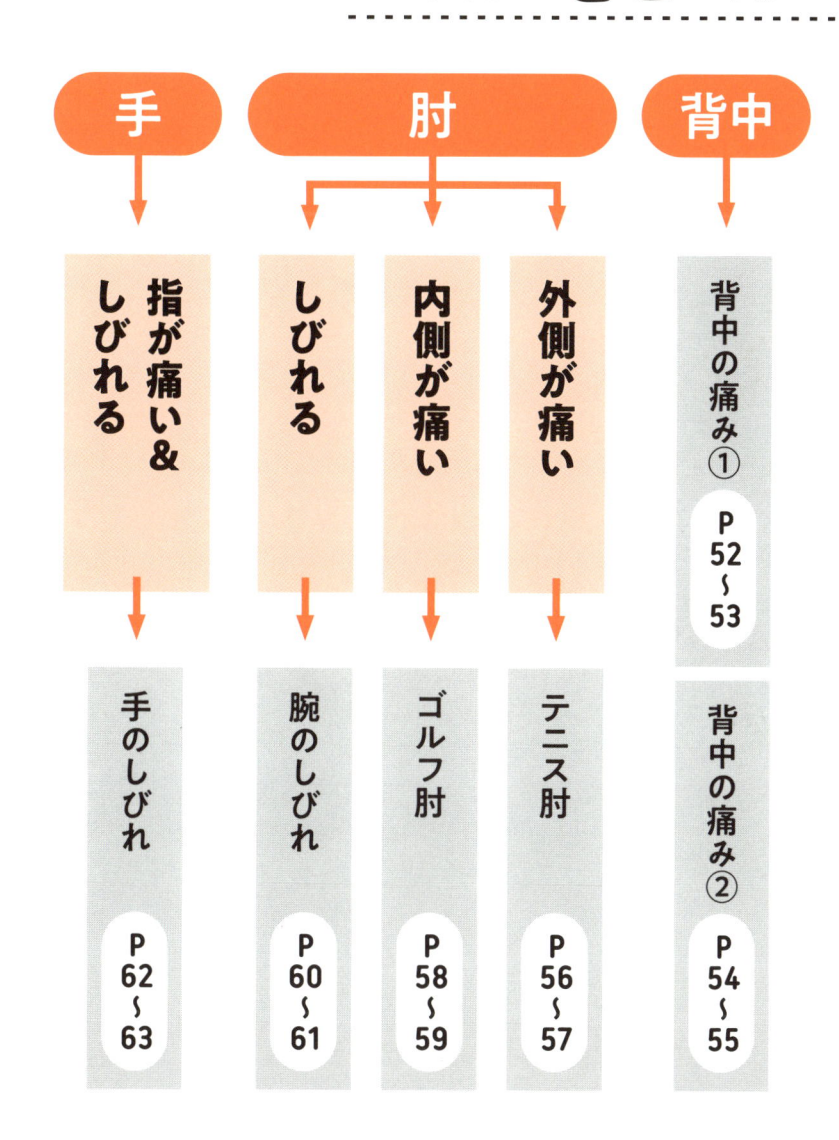

首こり

首がこっている

つらい首のこりは、首をもんでもその場しのぎなだけ。原因の一端である薬指からのアプローチで解消させましょう！

動画はコチラから！

首こりの原因

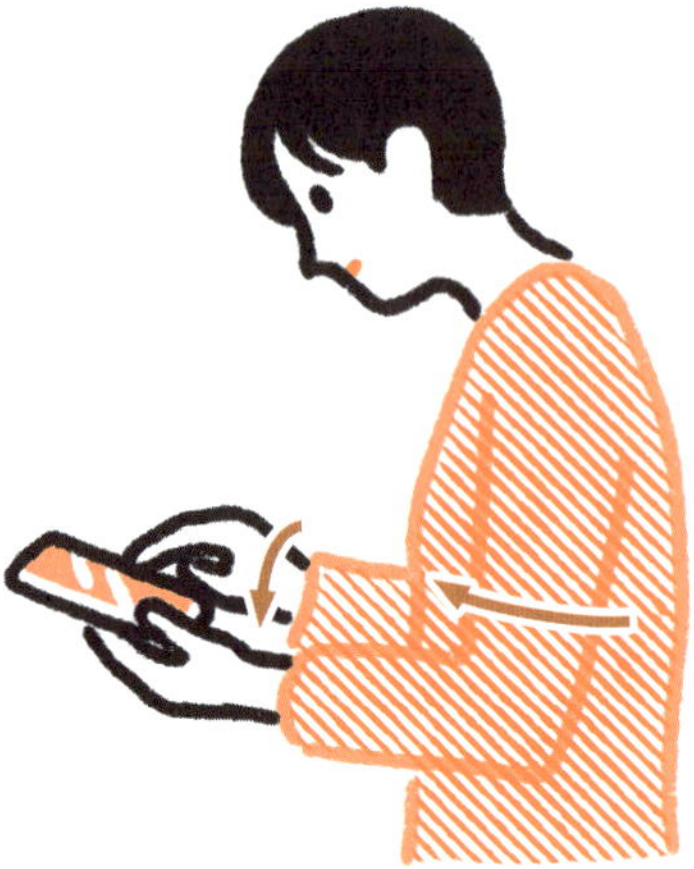

PCやスマホの見すぎなど

デスクワークやスマホなどで同じ姿勢を取り続けていると、前腕や上腕が内ひねりされるため巻き肩に。その結果、血流が悪くなり首こりや肩こりが発生します。

腕の骨にアプローチ！

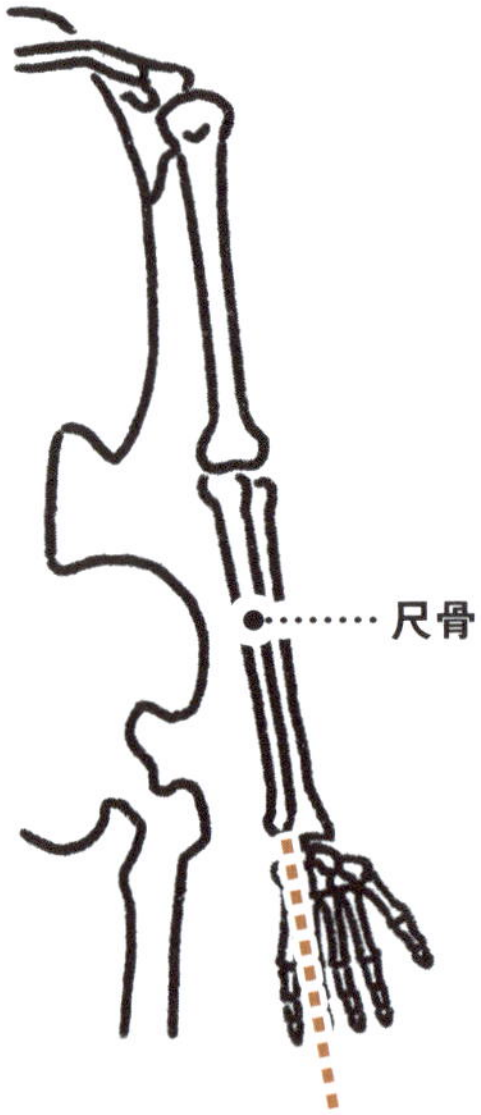

関節にアプローチ

前腕をひねる起点の軸は尺骨《しゃっこつ》の延長線上の薬指にあります。そのセンサーを再起動すると、前腕から上腕の過度な内ひねり状態が防げるようになるため、首こりが解消されます。

絆創膏の貼り方

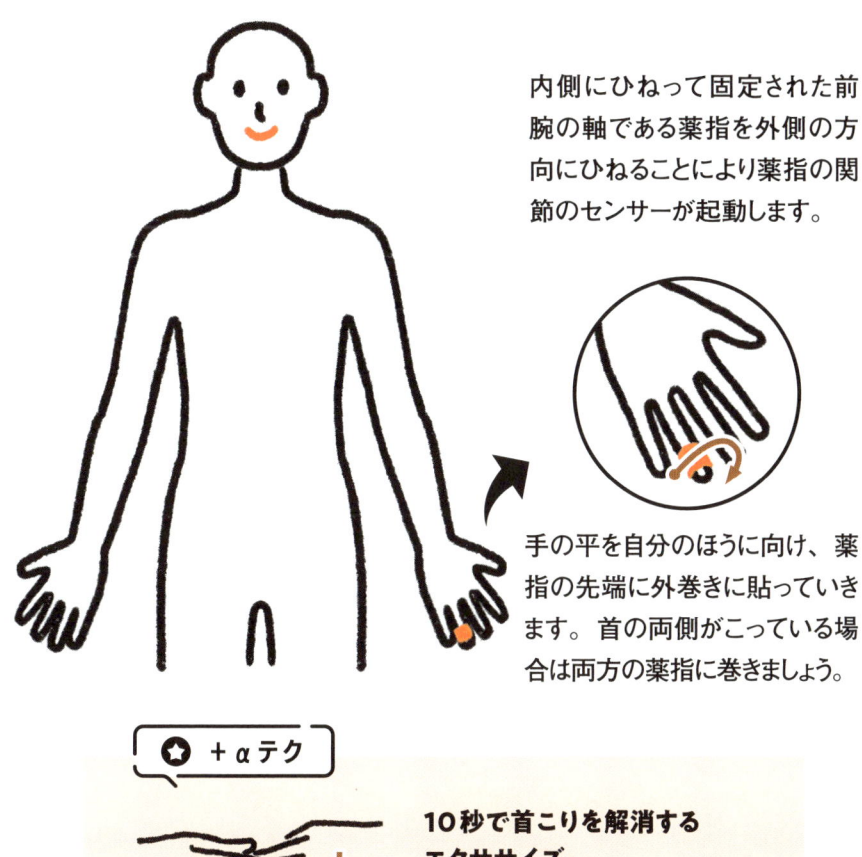

内側にひねって固定された前腕の軸である薬指を外側の方向にひねることにより薬指の関節のセンサーが起動します。

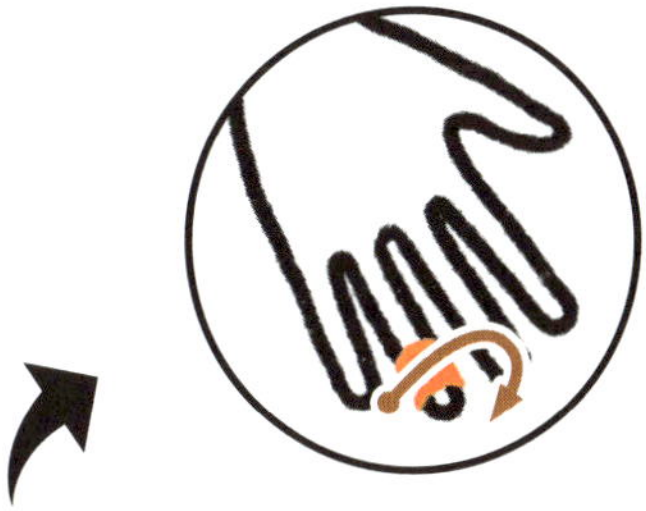

手の平を自分のほうに向け、薬指の先端に外巻きに貼っていきます。首の両側がこっている場合は両方の薬指に巻きましょう。

＋αテク

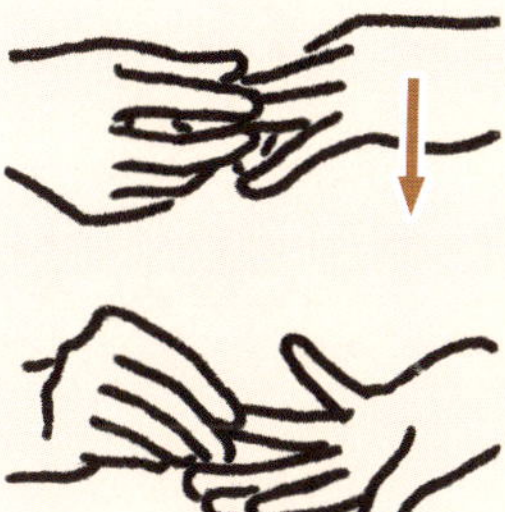

10秒で首こりを解消するエクササイズ

左手の手の平を下にして、右手で左薬指を軽くつまみます。そのまま左手の平を上に回転させるという動きを10回行うことで薬指へのアプローチに。右手も同様に行いましょう。

首の痛み

動かすと痛い

首を回すと痛い、横にすると痛い、上を向くと痛い……。
「動かすと痛い」痛みには
肋骨の下向きの動きを絆創膏でサポートしましょう。

動画はコチラから！

首の痛みの原因

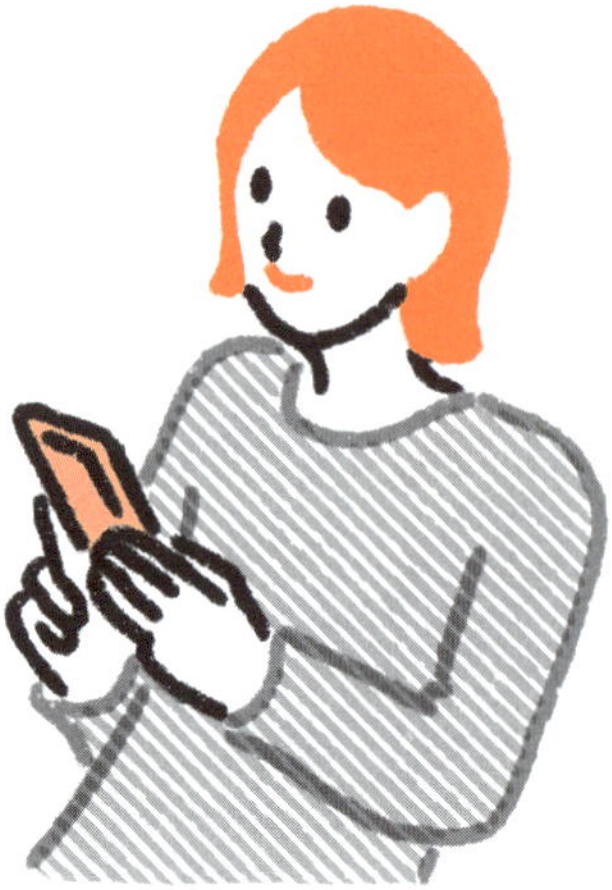

同じ姿勢やスマホの使用

同じ姿勢でずっと過ごしていたり、スマホの見すぎなどによるストレートネックが大きな原因に。首が硬くて枕なしでは寝られない方にもおすすめです。

肋椎関節にアプローチ！

関節にアプローチ

首を上に向けたり、回旋すると、頸椎《けいつい》に対して肋骨が下がります。その動きを絆創膏を貼ることで再現させることにより、上部の肋椎《ろくつい》関節のセンサーが働いて首を正常に動かせるようになります。

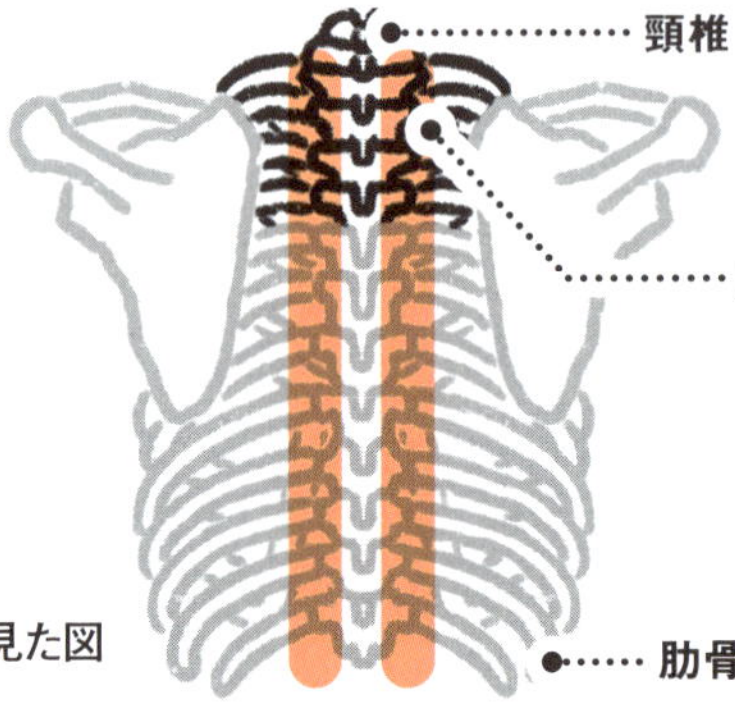

背中から見た図

絆創膏の貼り方

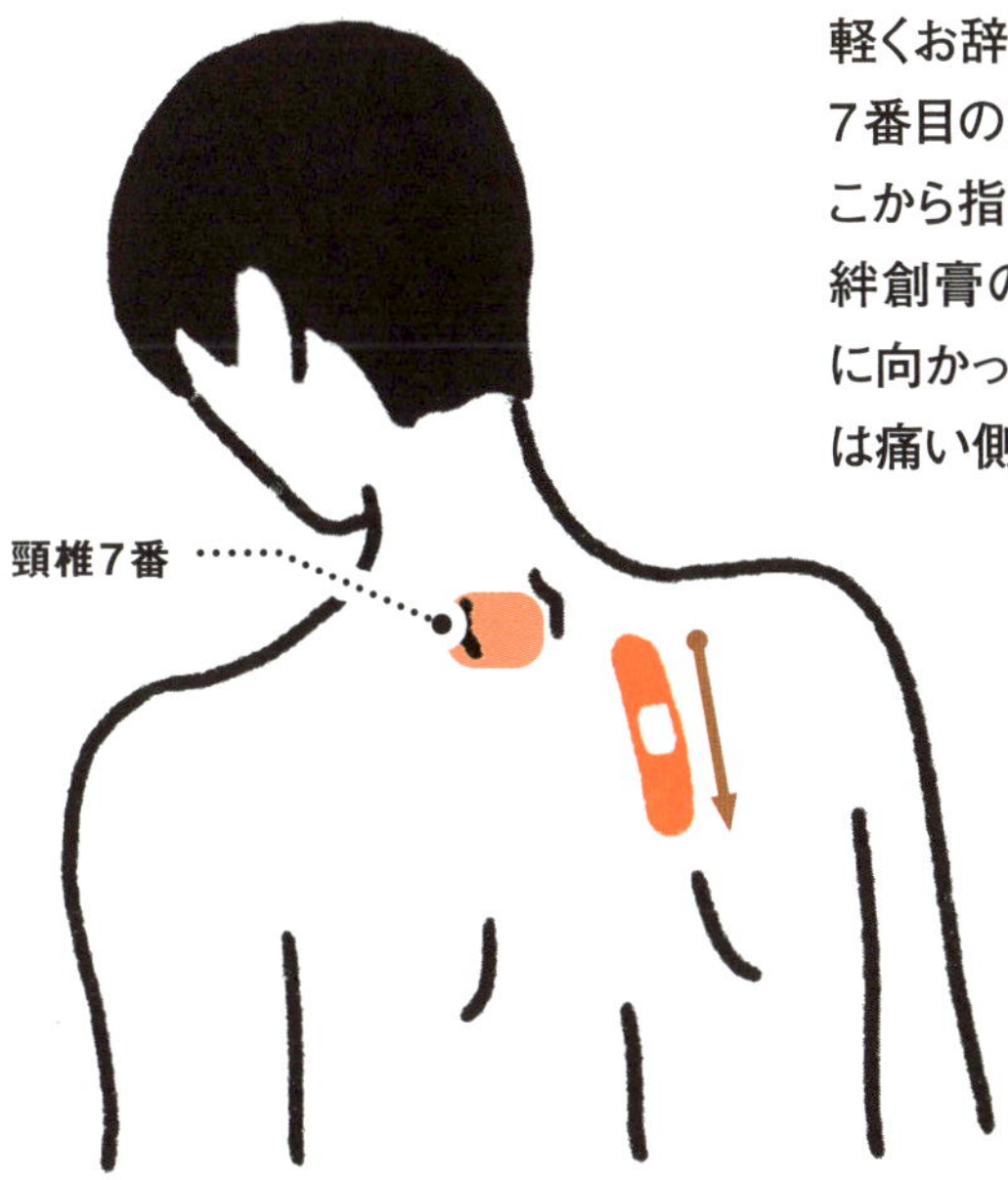

軽くお辞儀をすると、頸椎の7番目の突起が現れます。そこから指2本分ぐらい外側に絆創膏の起点を貼り、真下に向かって貼ります。絆創膏は痛い側だけでOK。

お役立ち情報

いびきや無呼吸症候群にも効果があります

この部位の絆創膏は、頸椎が伸展してストレートネックが解消され、気道が確保されます。そのため、いびきや夜間無呼吸症候群の人にもおすすめ。

＋αテク

下を向くと痛い人は下から

下を向くと痛い人は、肋骨が上に回転できていないために痛みが生じます。そこで同じ場所を下から上に絆創膏を貼り、肋骨の動きをサポート。

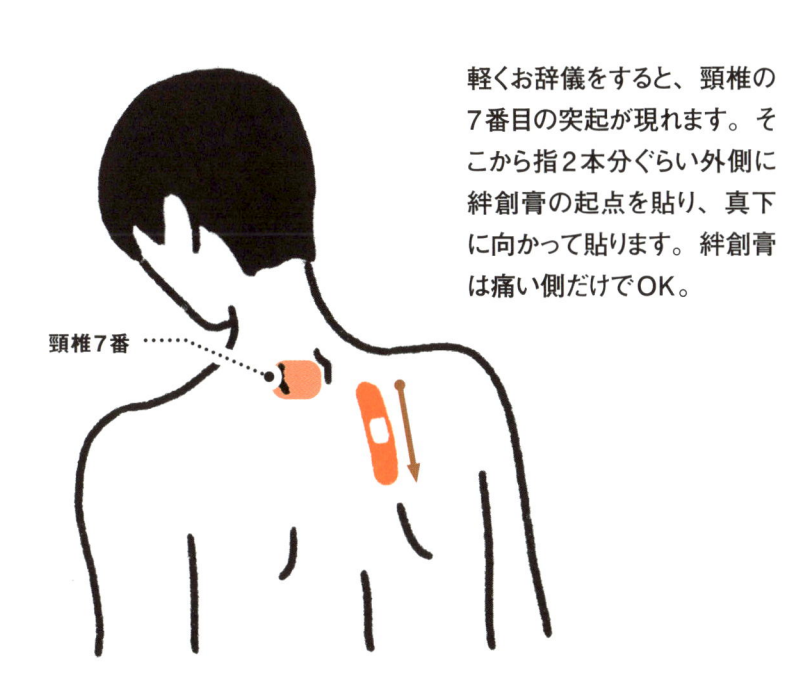

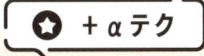

ボコッと盛り上がる

脂肪首

首の後ろに脂肪の塊ができるのが首こりの末期症状の「脂肪首」。動かない部分がどんどん塊となり、ひどい場合は痛みが腕にまで広がります。

動画はコチラから！

脂肪首の原因

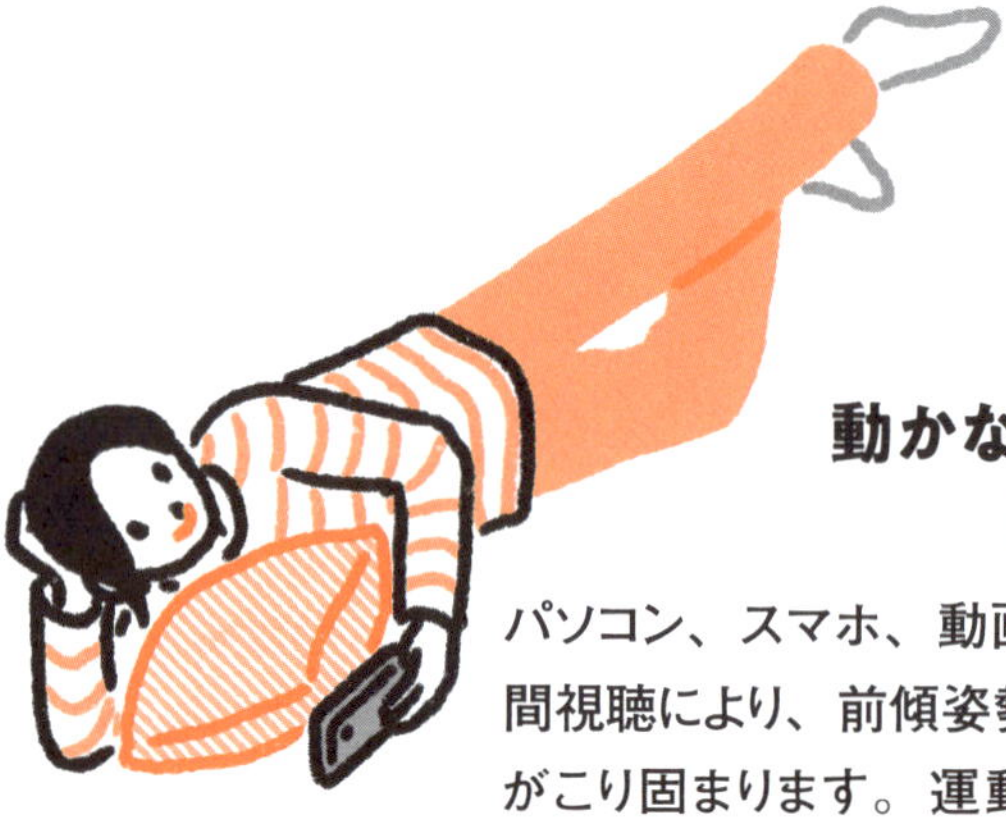

動かない姿勢や運動不足

パソコン、スマホ、動画などの長時間視聴により、前傾姿勢で首の後ろがこり固まります。運動不足なども脂肪が付きやすくなります。

多裂筋にアプローチ！

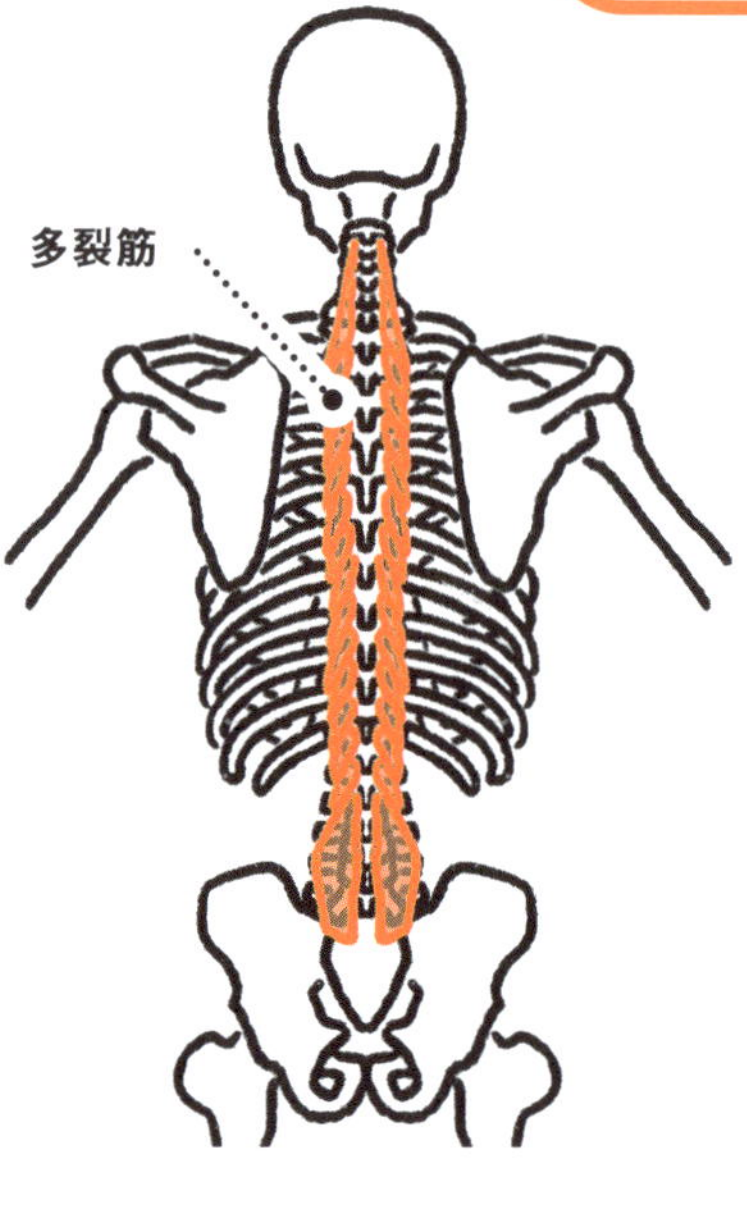

筋肉にアプローチ

首こりは頸椎７番目の周りを中心に発生します。そこで、頸椎７番目の突起から斜めに背中に走る筋肉の多裂筋を動かしてこりを解消します。

絆創膏の貼り方

これが脂肪首！

別名「かめ首」とも。首こりを放置すると関節運動が起きずに周りの組織や脂肪が吸収されずに定着。脂肪があるので首が動かず、こりがさらに悪化します。

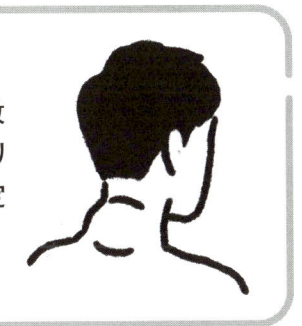

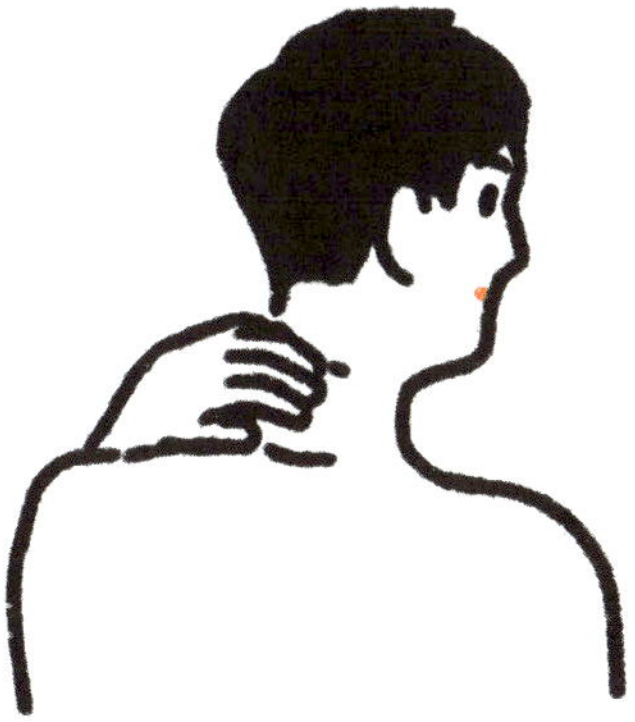

①突起を見つける

軽くお辞儀をすると、首の後ろに頸椎7番目の突起が出ます。手で触って場所を確認。

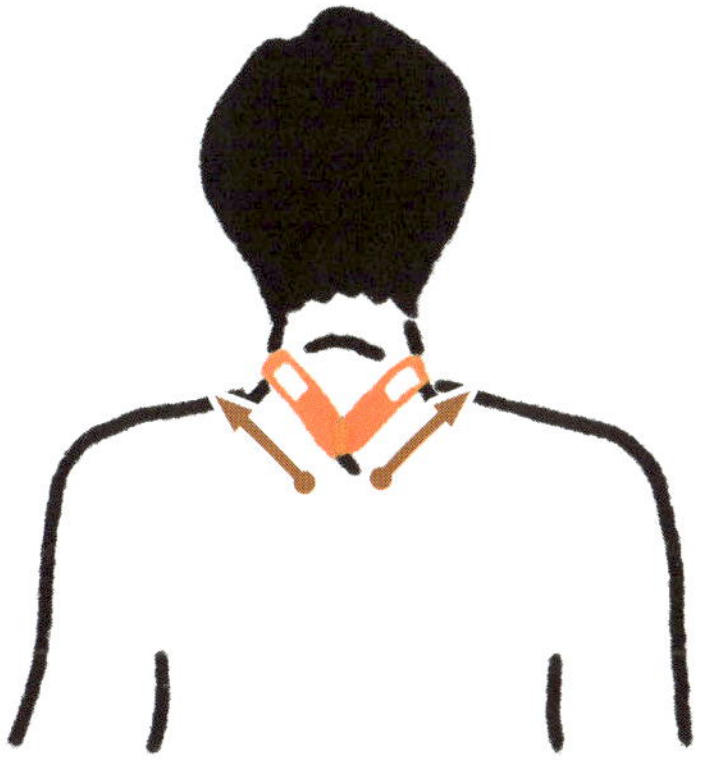

②Vの字に貼る

頸椎7番目に絆創膏の起点を置きます。多裂筋は頸椎7番目から斜め下に走っているので、その反対の斜め上に向かって貼ります。反対側も同様に。

ストレートネック

首の骨が真っ直ぐに

パソコン(PC)、スマホなどを前傾姿勢で見続けるため、首の骨が真っ直ぐになるのがストレートネックです。まずはセルフチェックで自分の状態を確認しましょう。

動画はコチラから!

ストレートネックの原因

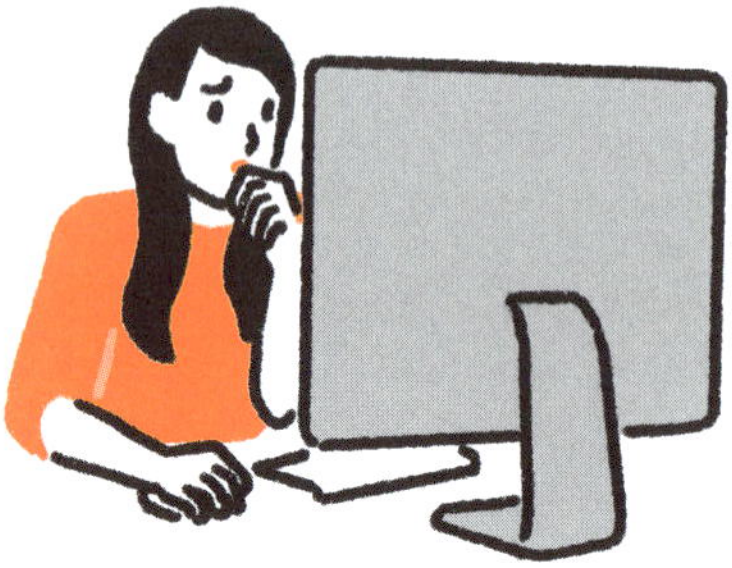

目の使いすぎも原因に!

目を使う作業の中でも特にPCワークは、視点が一点集中するため首が覗《のぞ》き込むような状態に。このため上を見るときの起点となる後頭《こうとう》下《か》筋群《きんぐん》が働かず、こり固まってしまいます。

後頭下筋群にアプローチ!

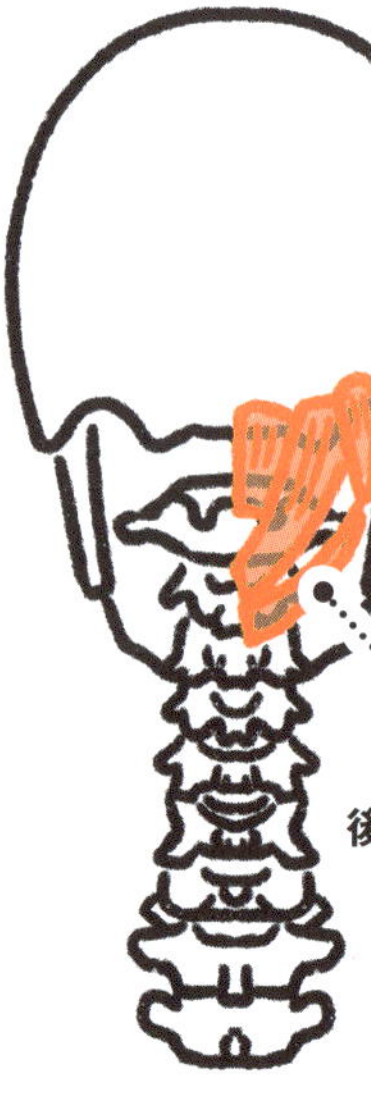

筋肉にアプローチ

ストレートネックは、後頭下筋群がこり固まって起きている状態です。絆創膏でこの筋を下向きにわずかに伸長することで、首への負担を解消していきます。

絆創膏の貼り方

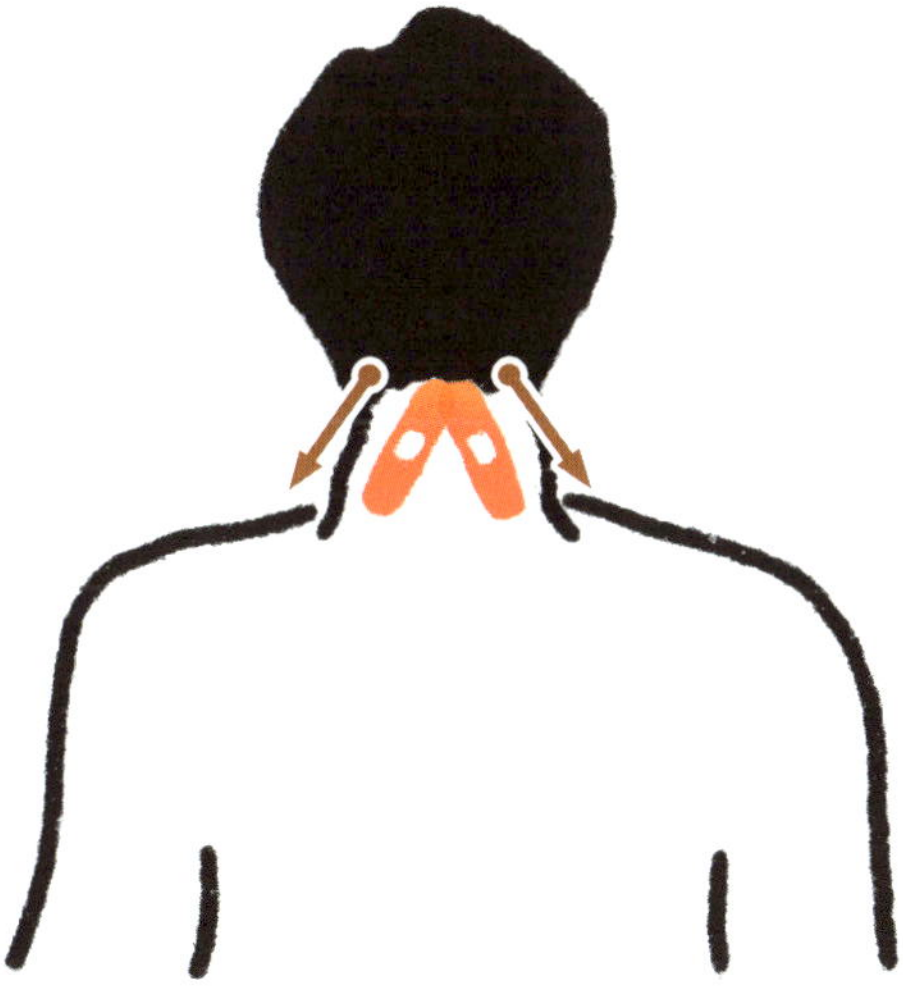

後頭下筋群は頭の後ろのうなじあたりにある筋肉で、後頭部と頸部をつなぐ筋肉です。首のうなじを起点にして下向きにハの字に貼ります。

お役立ち情報

ストレートネックで神経が圧迫されたり血流が悪化すると、眼精疲労や頭痛を引き起こすため、ストレートネックが改善されれば視力や頭痛の改善などにも役立ちます。

ストレートネックの判断法

OK!

かかと、お尻、後頭部が自然に壁についていれば正常の状態。

巻き肩

耳より肩が前側になる人は巻き肩です。

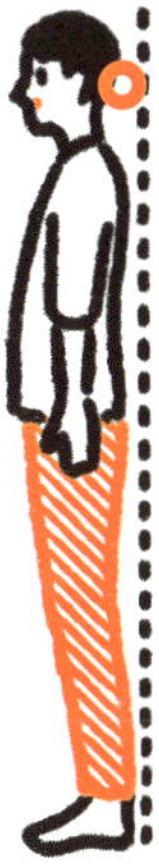

Check!

壁にかかとをつけて寄り添って立ちます。頭と壁の間が広くあいている人はストレートネック。

見た目の印象も左右する

猫背・巻き肩

巻き肩は①肩甲骨が巻いている、②上腕骨自体が巻いているの2つ。姿勢も悪くなり呼吸が浅く、見た目も老けた印象になります。

猫背・巻き肩とは？

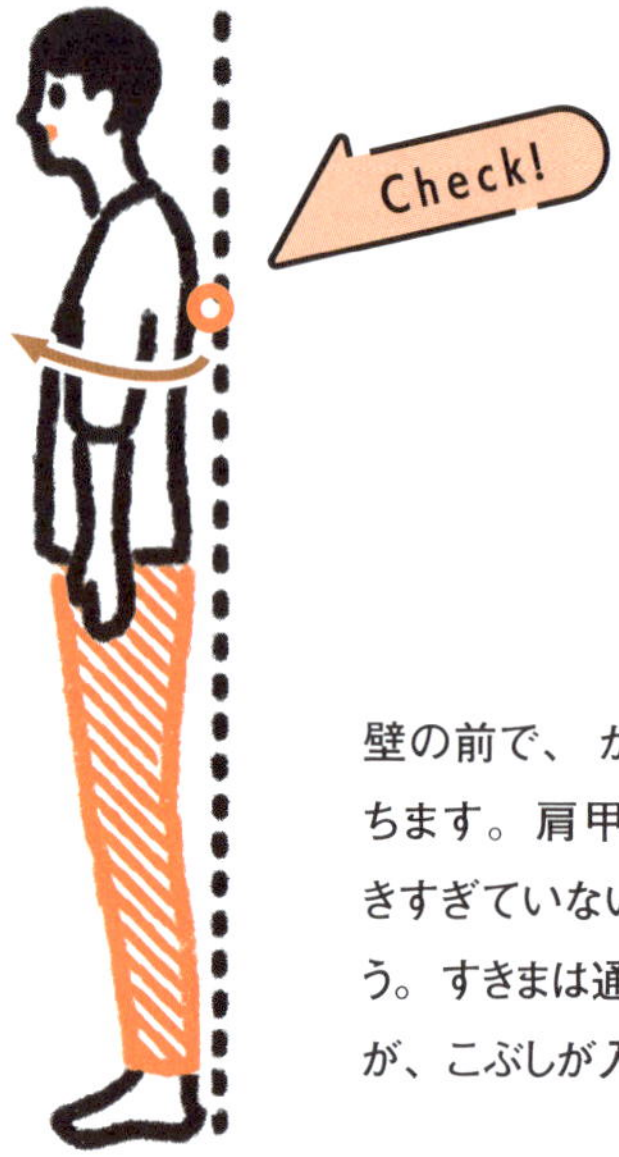

上半身が内巻き状態

デスクワークなどでいつも同じ姿勢を取り続けていたり、日ごろから前かがみが多いなど姿勢が悪いことで起こります。

壁の前で、かかとを壁につけて立ちます。肩甲骨と壁のすきまがあきすぎていないかをチェックしましょう。すきまは通常は指2本程度ですが、こぶしが入る人は巻き肩です。

僧帽筋中部線維にアプローチ！

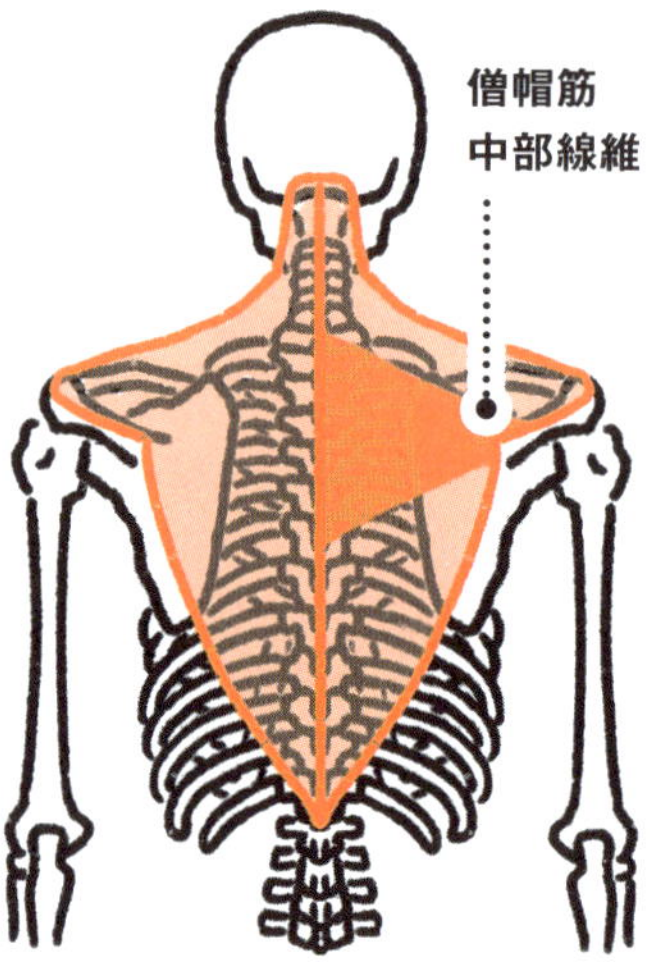

筋肉にアプローチ

僧帽筋《そうぼうきん》には上部線維、中部線維、下部線維があります。中部線維は肩甲骨の動きをコントロールする筋肉。猫背や巻き肩になると、中部線維が固まります。

動画はコチラから！

絆創膏の貼り方

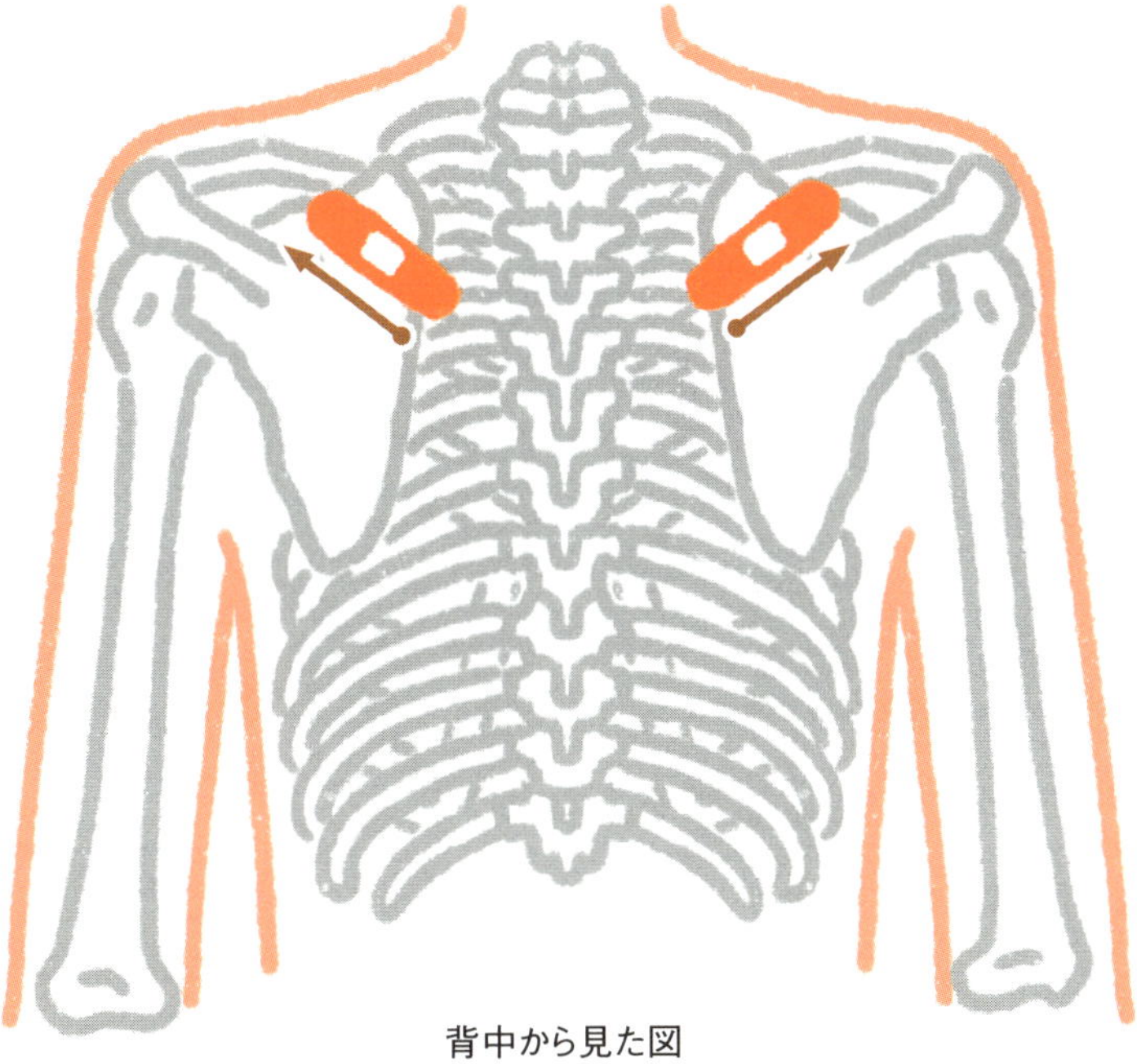

背中から見た図

+αテク

合わせ技でより改善！

P50-51の「五十肩」や、P36-37の「首こり」で紹介している方法でも巻き肩が改善します。ぜひ一緒に試してみてください。

肩甲骨の内側の尖っているところが絆創膏の起点になります。そこから斜め上に向かって貼ります。左右両方貼ることで中部線維が刺激され活性化されます。

肩こり①

2ステップで解決!

巻き肩、猫背、ストレートネックで肩甲骨の位置が下がると肩こりに。肩甲骨をはがしてラクに動かしましょう!

動画はコチラから!

肩こりの原因

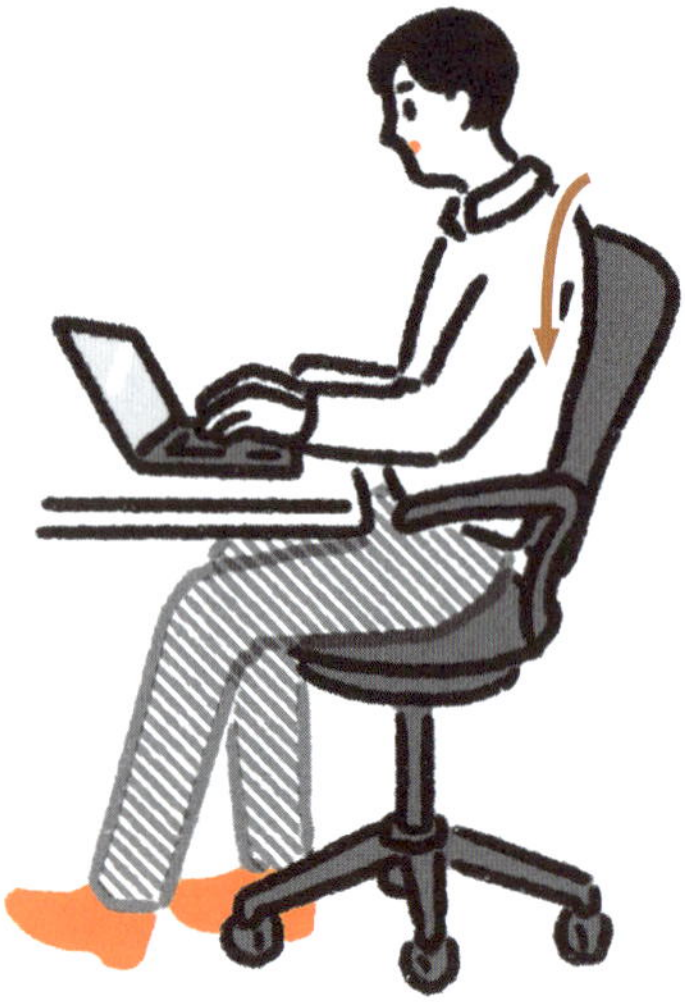

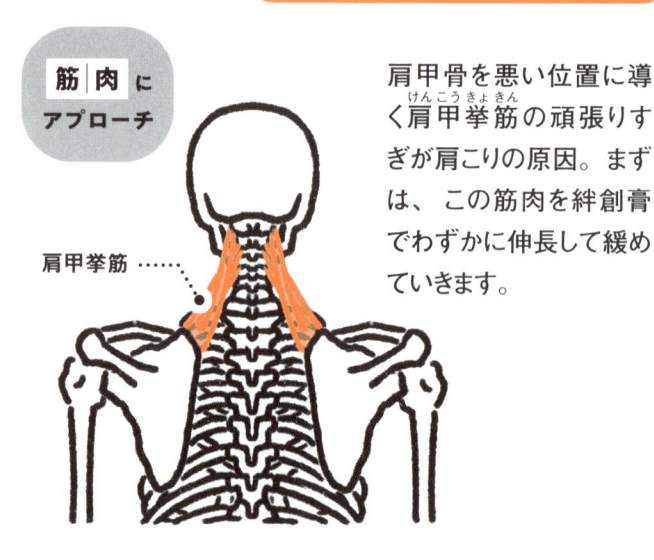

肩甲骨がガチガチ

肩こりは、デスクワークなど座りすぎにより、肩甲骨が内巻きになることと、さらにそれが下向きに垂れ下がった位置で固定されてしまうことが主な原因です。この姿勢は、老化も加速させます。

肩甲挙筋にアプローチ!

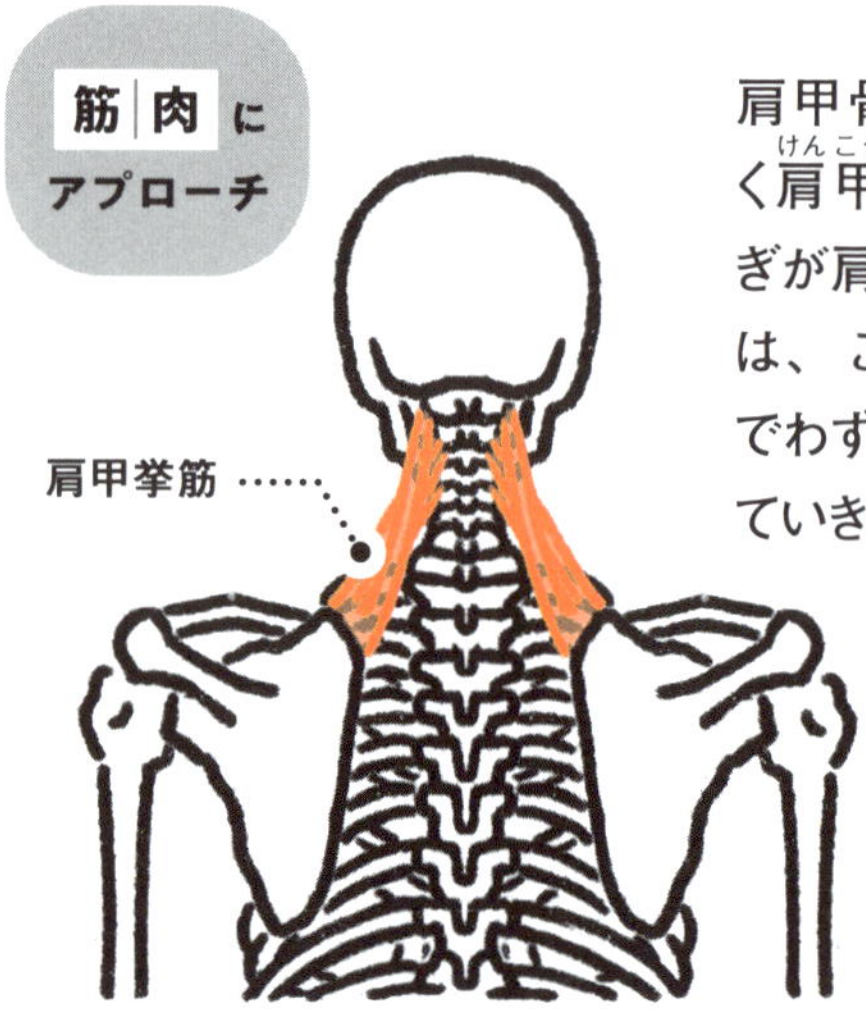

肩甲骨を悪い位置に導く肩甲挙筋《けんこうきょきん》の頑張りすぎが肩こりの原因。まずは、この筋肉を絆創膏でわずかに伸長して緩めていきます。

絆創膏の貼り方

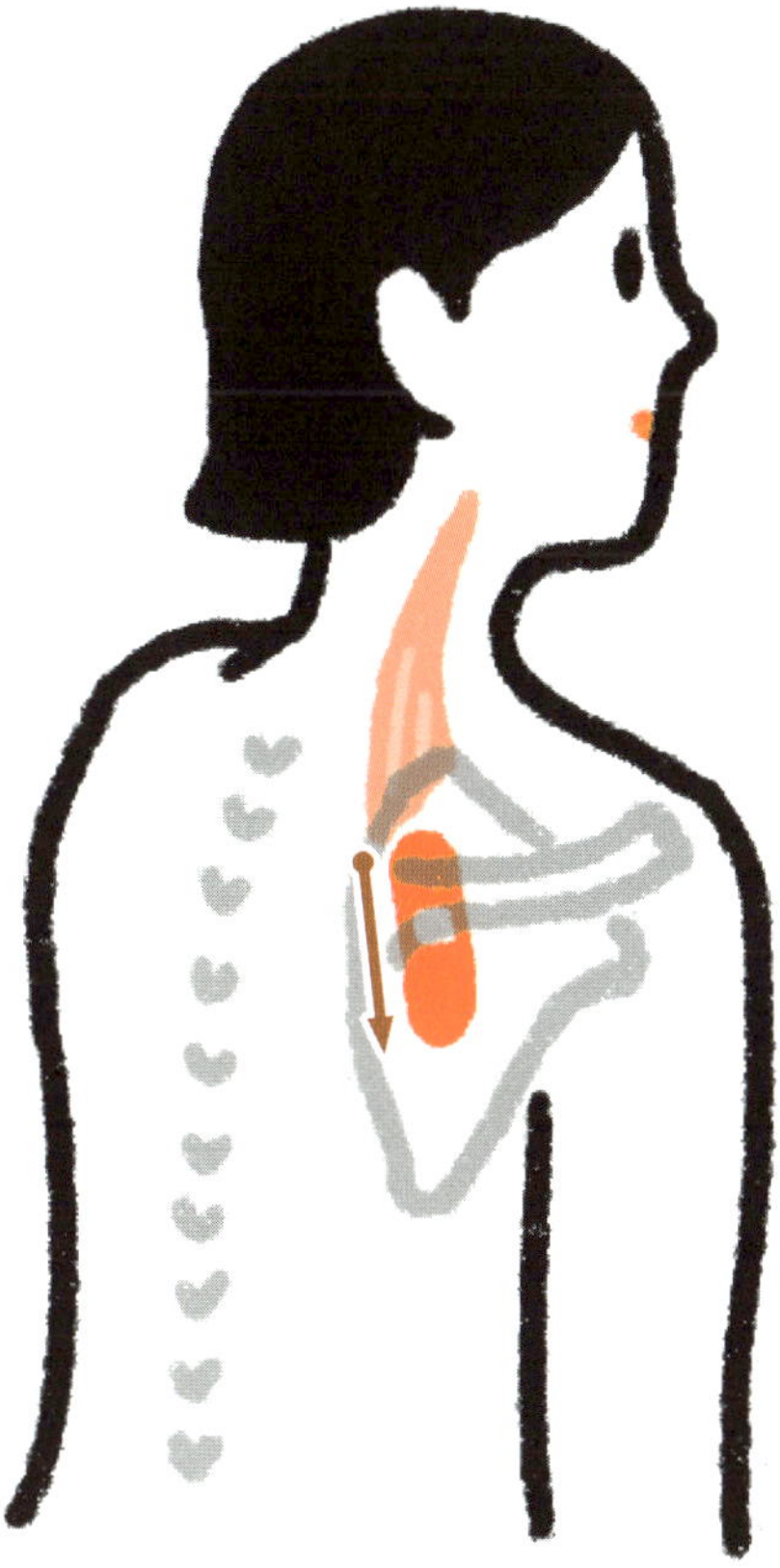

肩こりのときに手で揉む位置が肩甲挙筋のある位置です。肩甲挙筋の付け根あたりに絆創膏の起点を置き、約30°広げて貼ります。

お役立ち情報

肩こり②と一緒にやろう！

肩甲骨が固まると、肩甲挙筋が頑張るだけでなく僧帽筋は働き不足になります。肩甲挙筋の次は、次頁の僧帽筋を働かせる絆創膏を貼るとより効果的です。

背中からほぐしていく

肩こり②

肩甲骨の上部をほぐしたら、次は背中をほぐしていきます。僧帽筋の働きをよくすることで肩こりや猫背も解消！

肩こりの原因

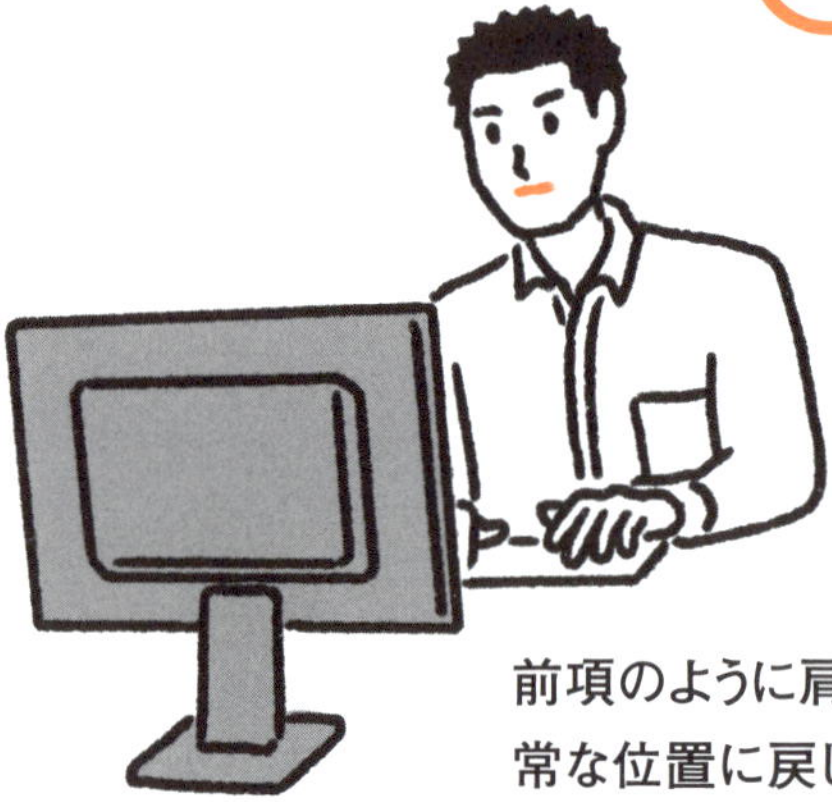

座りすぎによる猫背など

前項のように肩甲骨が下がると、正常な位置に戻してくれる僧帽筋が働かなくなり、さらに猫背がひどくなります。放置すると老け見え、五十肩、自律神経の乱れの原因にも。

僧帽筋下部にアプローチ！

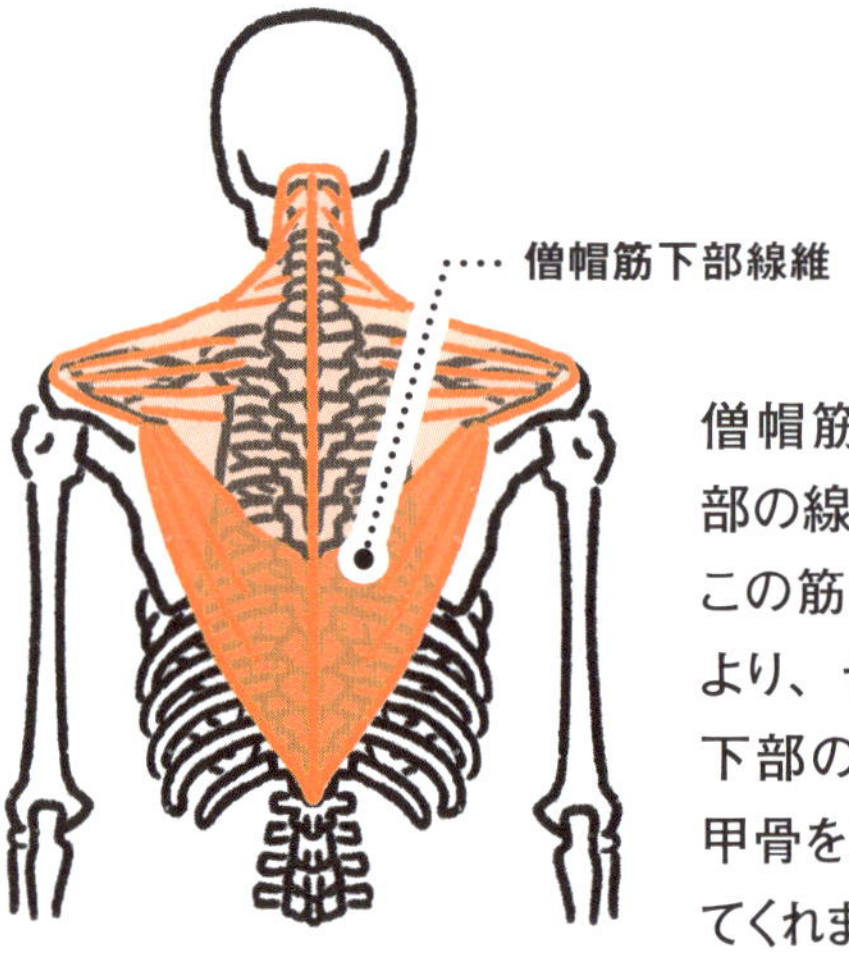

筋肉にアプローチ

僧帽筋の中でも特に下部の線維がサボりがち。この筋を刺激することにより、センサーが活動し下部の線維が働き、肩甲骨を正しい姿勢に戻してくれます。

動画はコチラから！

絆創膏の貼り方

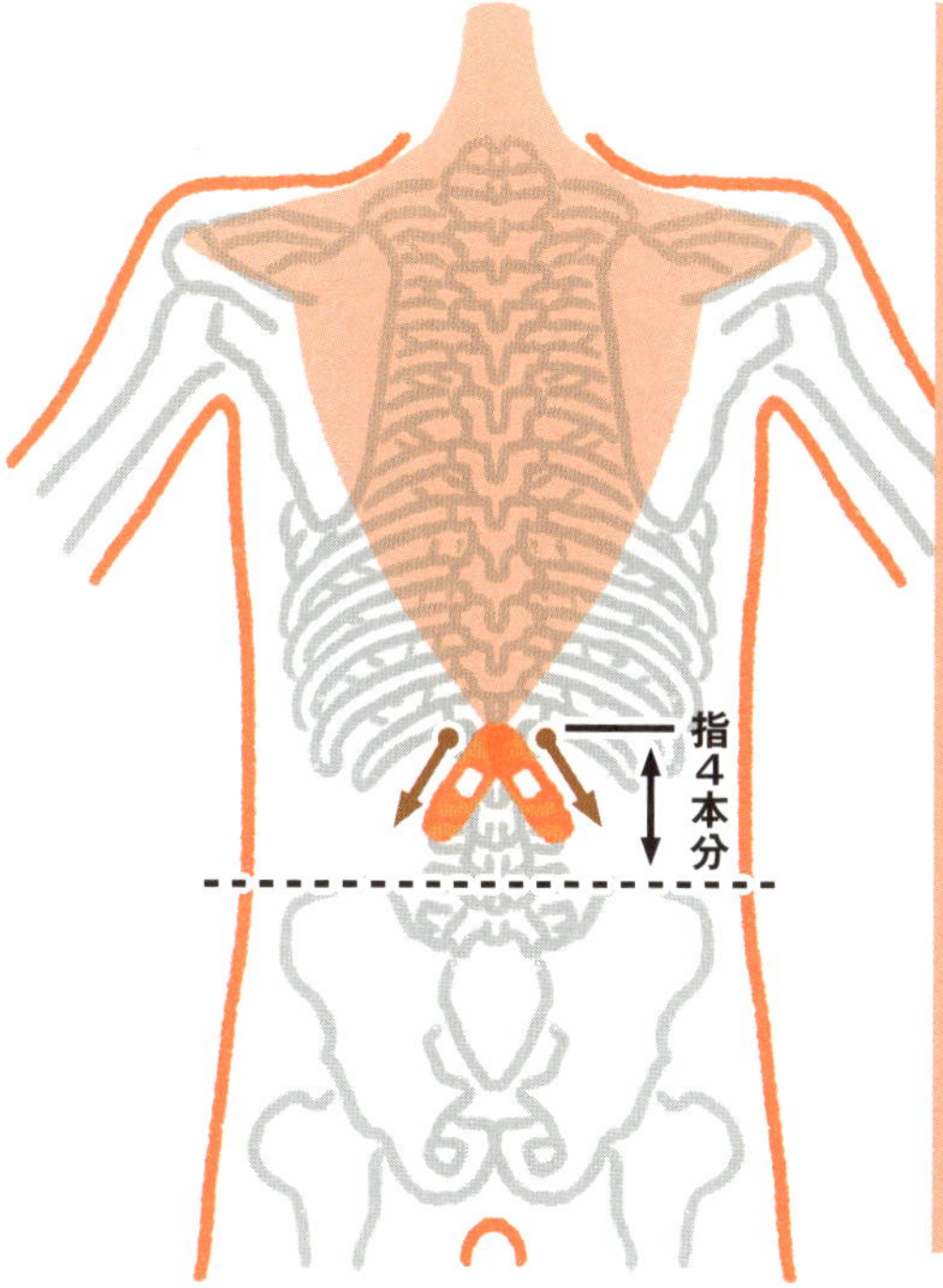

まず背中側、ウエストにある骨盤の一番上の骨を左右で結びます。その線から指4本分上の背骨上を起点にします。ここから斜め下30°に貼ります。片側だけでなく両方同時に貼ります。

エクササイズ

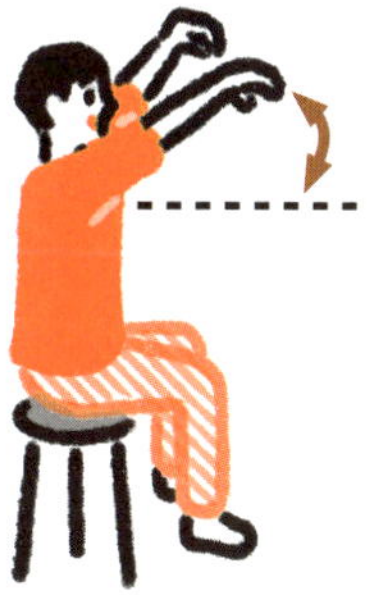

椅子に座り、両手を前に出し、45°開きます。この状態からゆっくり床から45°上げ、戻します。これを10回繰り返すことで、僧帽筋の働きをさらに蘇《よみがえ》らせることができます。

お役立ち情報

他にもメリットがたくさん！

大きな骨である肩甲骨が正しい位置にくると姿勢がよくなります。これにより呼吸機能が改善され自律神経が安定しリラックスできるほか、内臓機能が強化されたり顔の表情もやわらかに。

激痛が走ることも

五十肩

手が上がらない、肩が痛い、寝返りがうてない……。初期の痛みを放置することで筋肉が癒着して悪化を招きます。

五十肩の原因

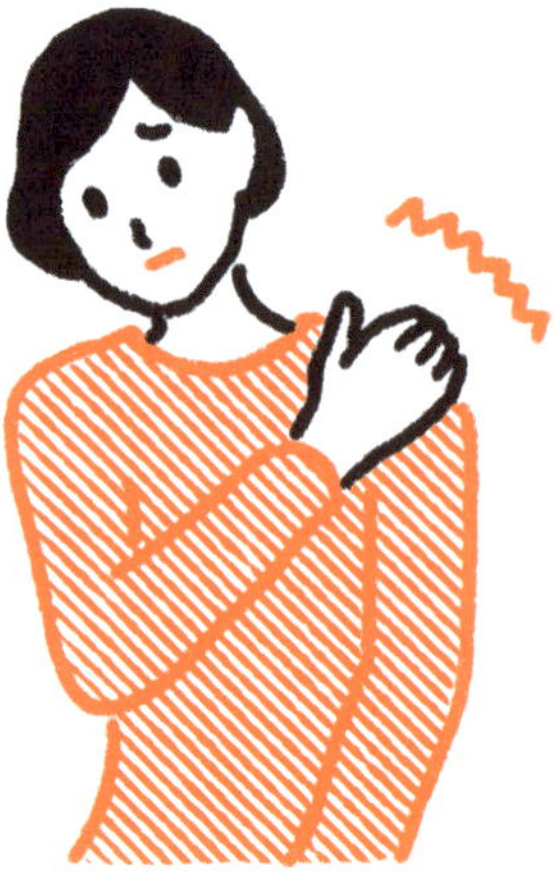

キッカケは小さなこと

ちょっと手をついた、少し重たいものを持ったなどの小さなキッカケで関節にわずかな炎症が起きます。違和感を感じて動かさないでいることで五十肩になってしまいます。

胸鎖関節にアプローチ!

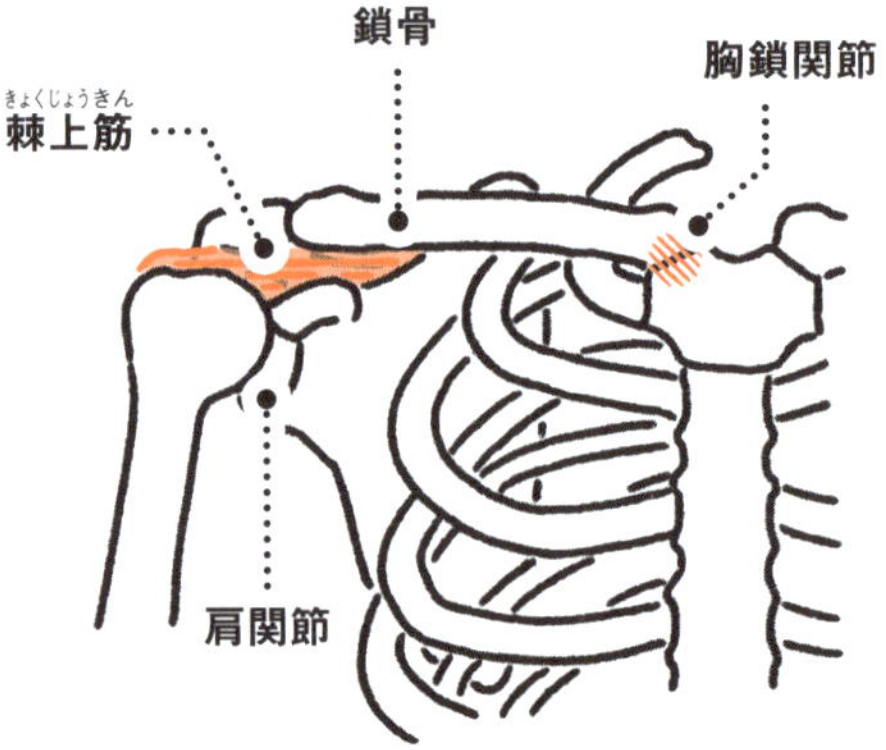

関節にアプローチ

私たちは、鎖骨の付け根にある胸鎖《きょうさ》関節を軸に手を上げています。五十肩はその軸回転が損なわれた状態。そこで鎖骨の動きを絆創膏でサポートします。

動画はコチラから!

絆創膏の貼り方

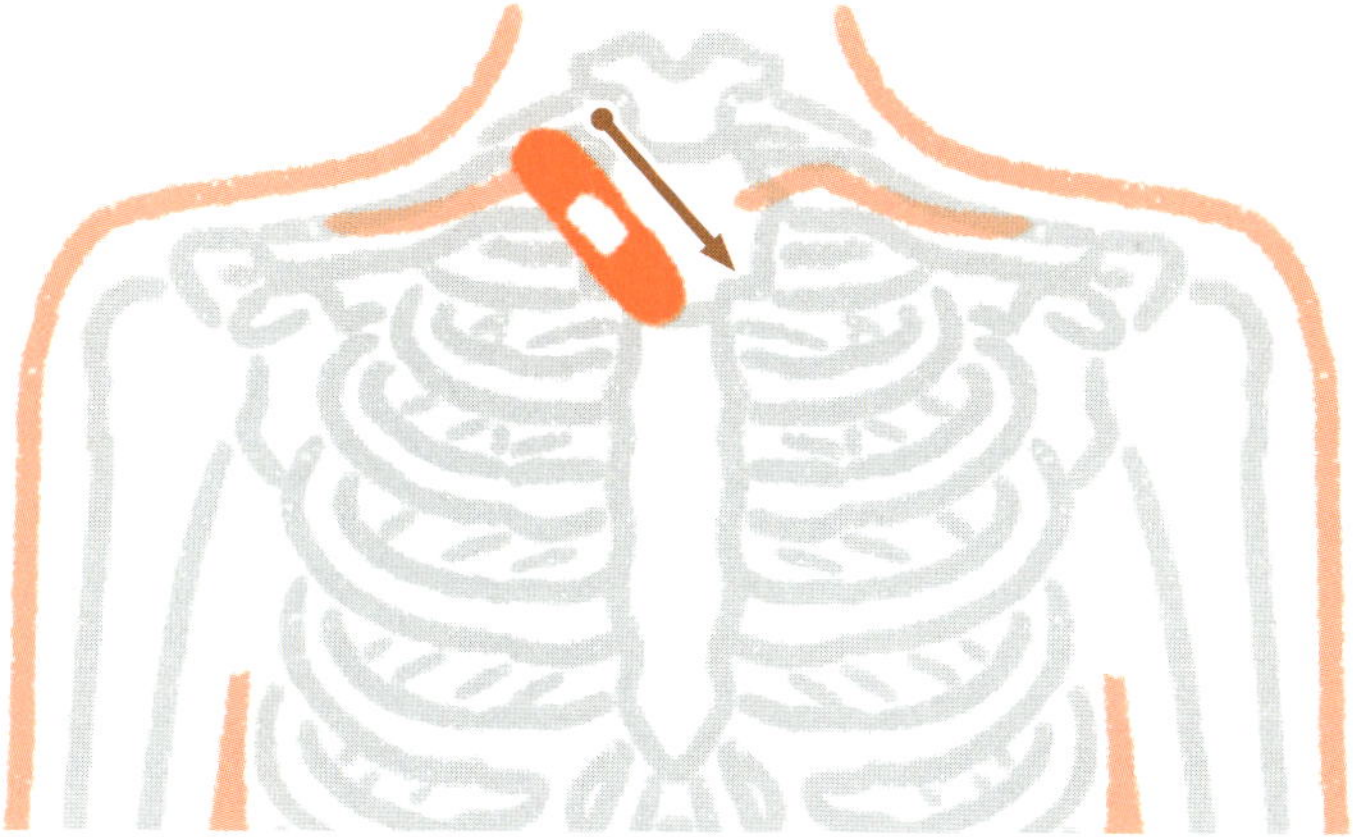

鎖骨の内側の上側から絆創膏をスタート。斜め下に引っ張りながら貼り、胸骨に押し当て関節を固定します。肩を動かす際の起点が固定されるので肩関節が回しやすくなります。

+αテク

筋肉のセンサーの起動も

じつは五十肩の黒幕は棘上筋のガンコな癒着。肩の骨の出っ張りを起点に真下、真横45°、斜め前45°、斜め後ろ45°の4カ所に下向きに絆創膏を貼ります。こうすると棘上筋の癒着がはがれ、肩の動きがスムーズに。

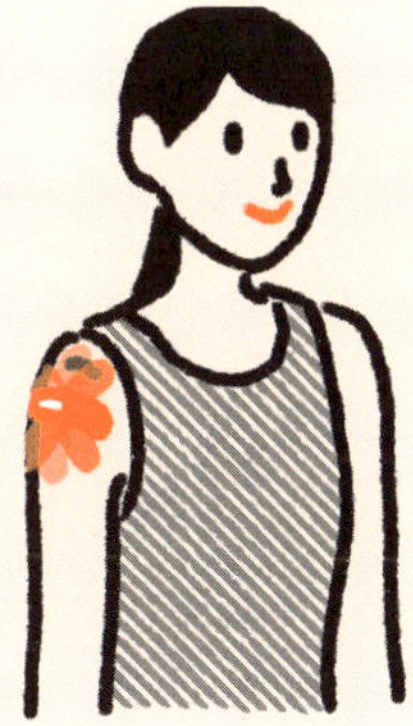

背中の痛み①

「背中が痛い」という人はもちろん、背中が硬くなっていても無自覚の人も。まずは背中の硬さのチェックから！

背中が硬いと？

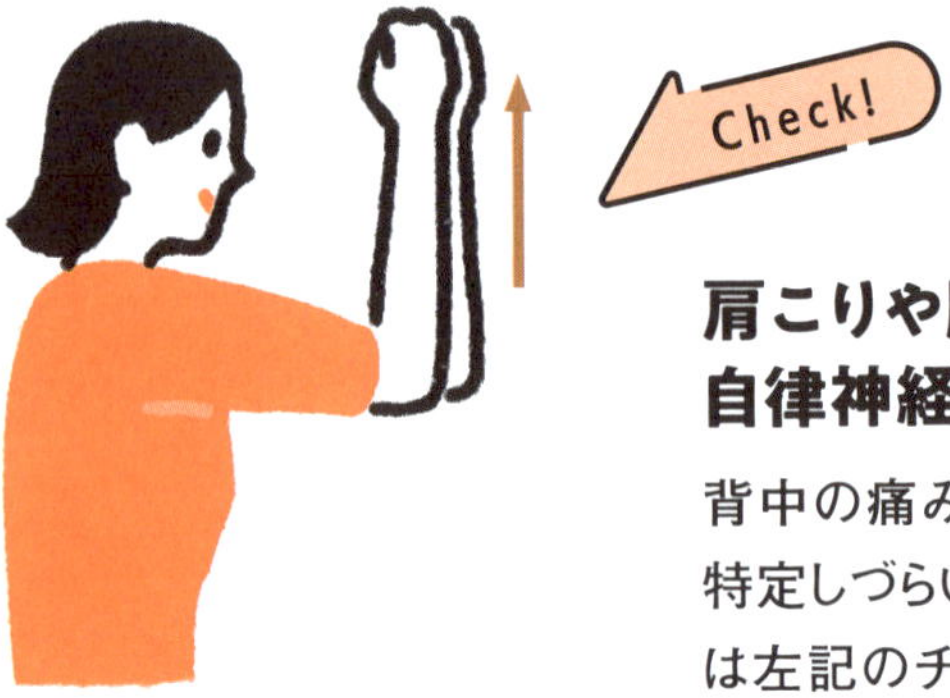

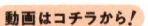

顔の前で、左右の前腕をぴったりつけたまま肘を上げて、肘が鼻より上に上がらない人は広背筋がガチガチに硬い可能性が。

肩こりや腰痛、自律神経を乱す

背中の痛みは、原因を特定しづらいもの。まずは左記のチェックをし、背中の大きな筋肉、広《こう》背筋《はいきん》に問題がないか確認をしてみてください。

広背筋にアプローチ！

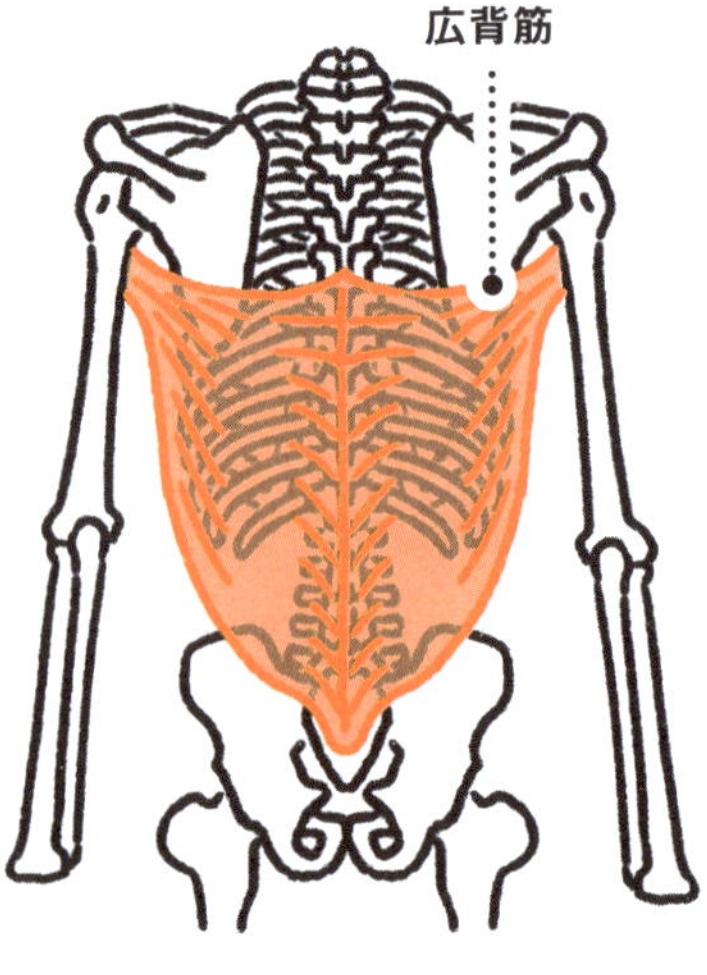

筋肉にアプローチ

広背筋は上腕の骨から肩甲骨の際《きわ》を通り、背骨や骨盤にまでつながっています。ここの不調は背中の痛みだけでなく、肩、腰とさまざまな痛みを引き起こします。

動画はコチラから！

絆創膏の貼り方

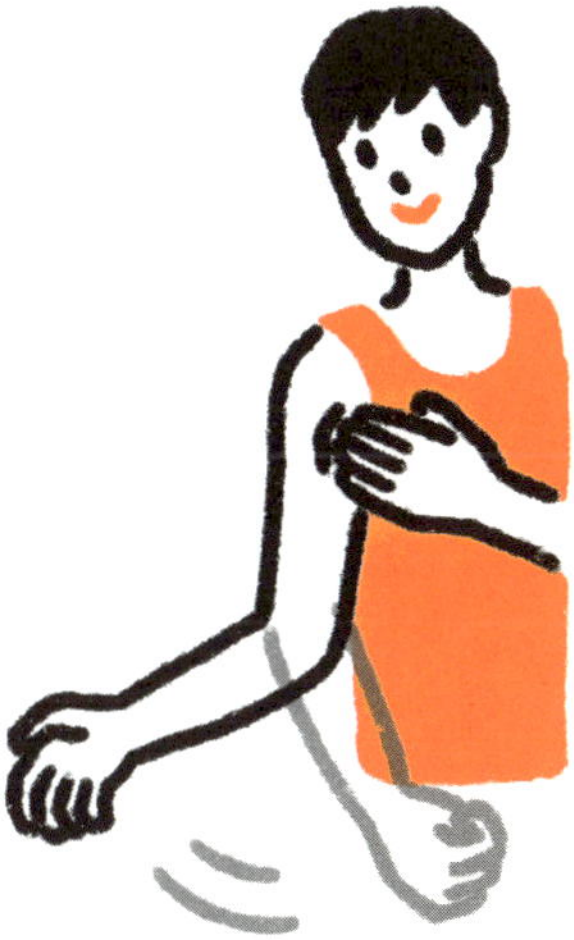

①肩のぐりぐりとした骨を探す

肩の前側に手を置き、腕を開いたり閉じたり、回したりするとぐりぐりと動く骨を探します。

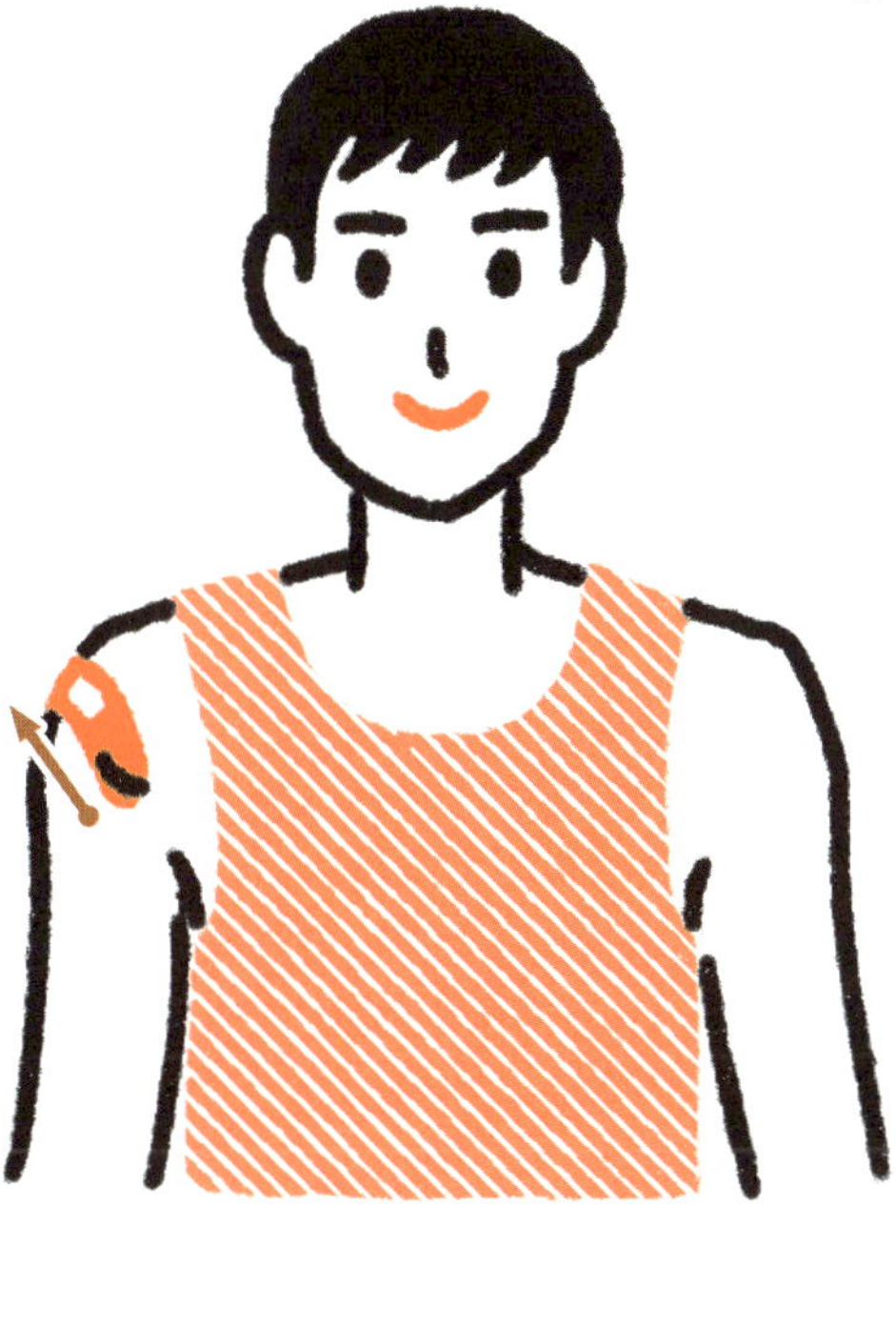

②
ぐりぐりを起点に上方向に

探したぐりぐりの部分から斜め30°上に肩に向かって絆創膏を貼ります。広背筋のこり固まりが緩み、背中の不調が解消します。

足から解決

背中の痛み②

背中の痛みは足から？

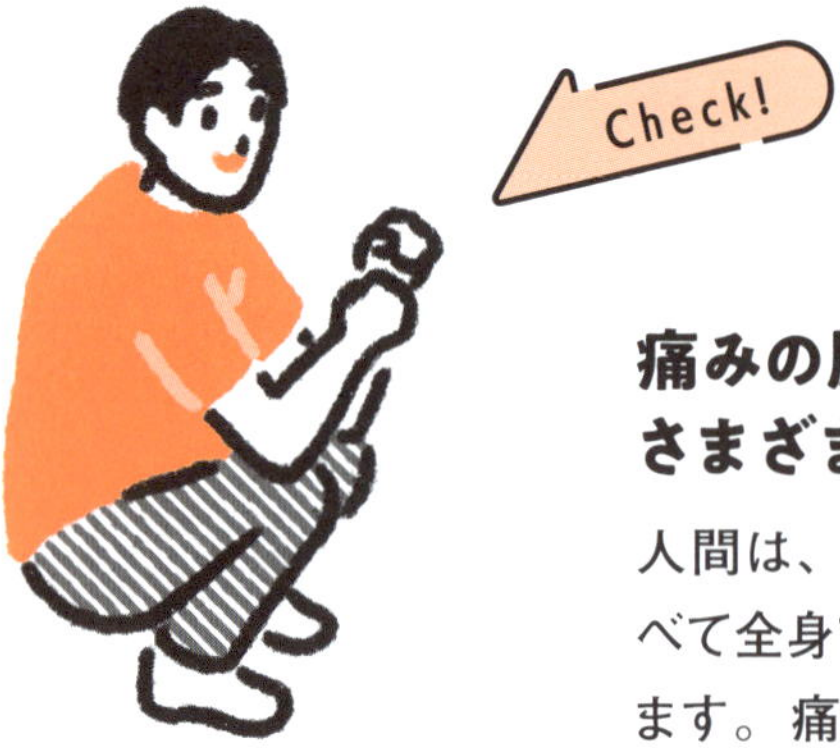

足の裏をつけたまましゃがみ、両肘をひざの上に置きます。背中が硬い人は途中でかかとが浮いたり、後ろにコロンと転がってしまいます。

痛みの原因はさまざま

人間は、骨や筋肉がすべて全身でつながっています。痛みの原因を探ると、痛い背中ではなくて、その筋肉や骨がつながった足に原因があることもあります。

長母趾屈筋にアプローチ！

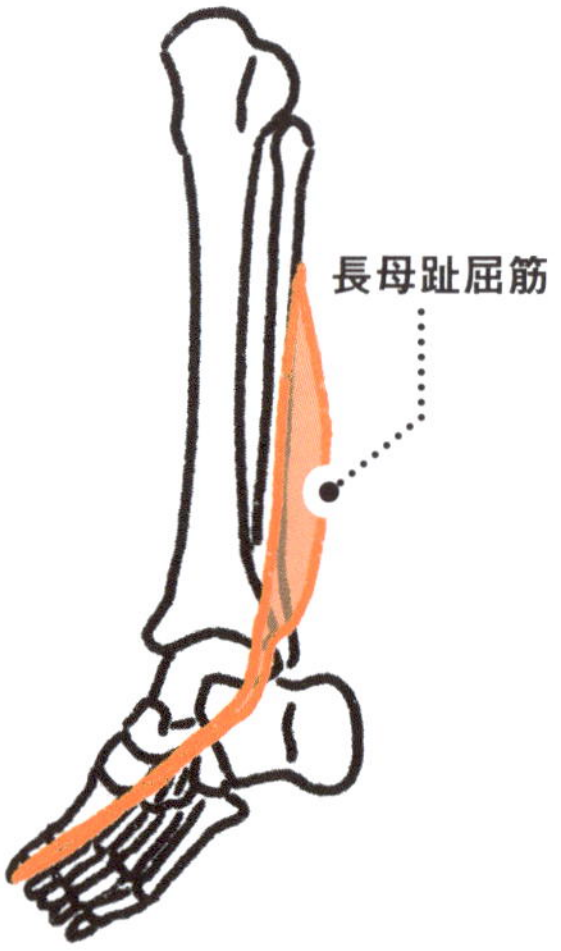

筋肉にアプローチ

長《ちょう》母《ぼ》趾《し》屈《くっ》筋《きん》は、ふくらはぎの深部からかかとを通って足の親指の後ろ側につながる筋肉です。この部分のセンサーに刺激を与えて柔軟性を高めることで背中の負担が軽減します。

背中が硬いと後ろに重心を持っていかれやすくなります。転倒して骨折入院などにならないよう、早めのケアを！

動画はコチラから！

絆創膏の貼り方

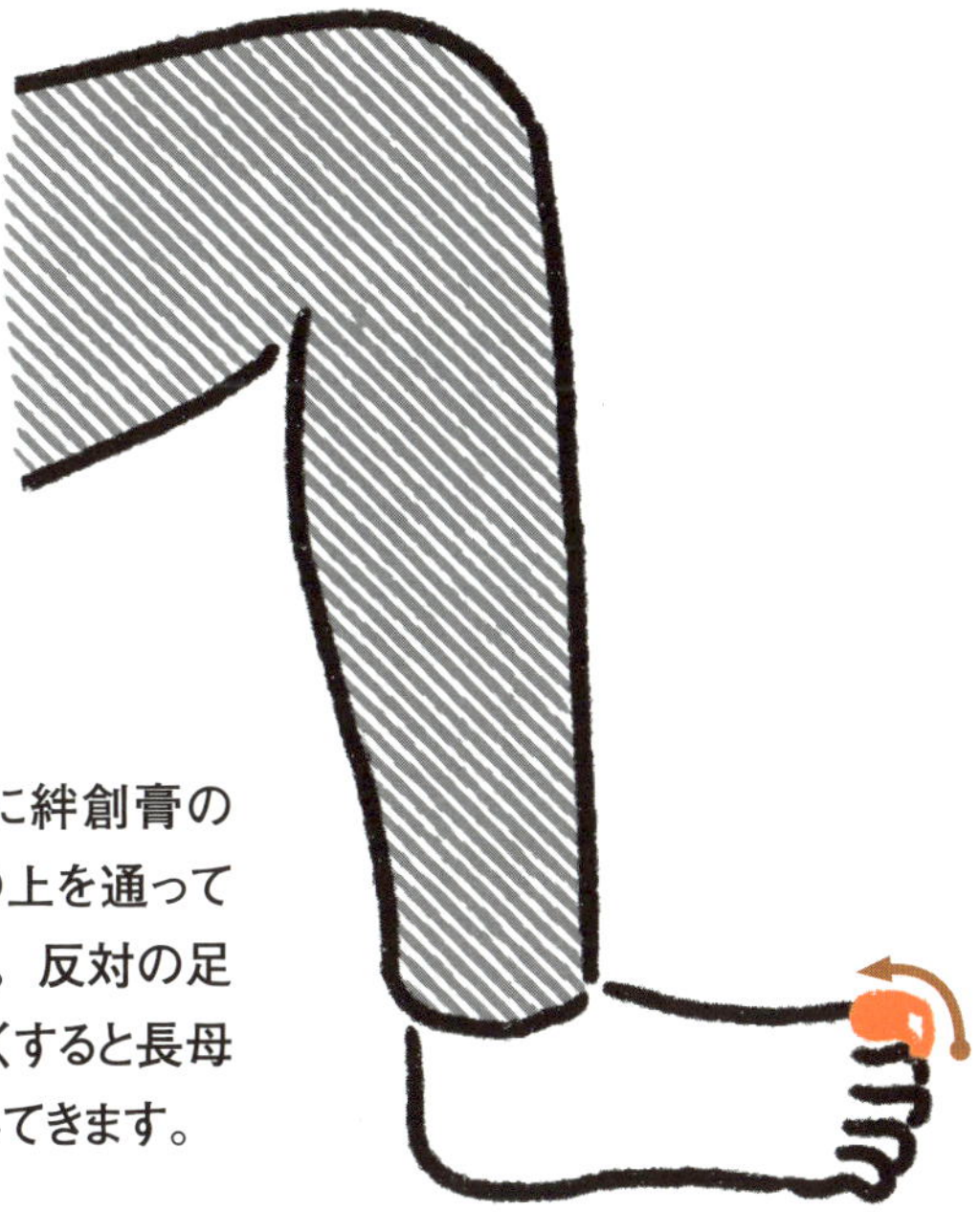

足の親指の裏側に絆創膏の起点を貼り、爪の上を通って指の表に貼ります。反対の足も同様に。しばらくすると長母趾屈筋が活性化してきます。

お役立ち情報

冷えやむくみ解消にも効果的

長母趾屈筋が硬い(＝ふくらはぎや脛などの筋肉もこり固まっている)と、血流が悪くなり、むくみや冷えにつながります。長母趾屈筋を伸ばして解消しましょう！

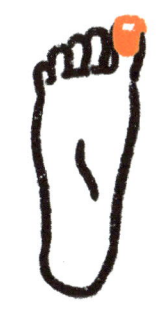

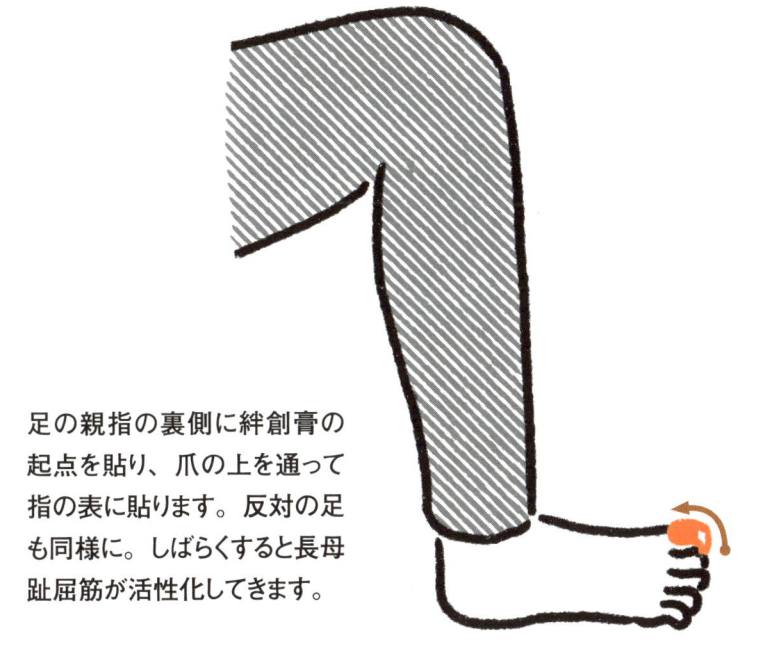

足裏から見た図

肘の外側の痛み

テニス肘

テニスなど運動時のほか、買い物袋を持ったり、家事をしているときに感じる肘の痛みを一瞬で解決！

動画はコチラから！

テニス肘の原因

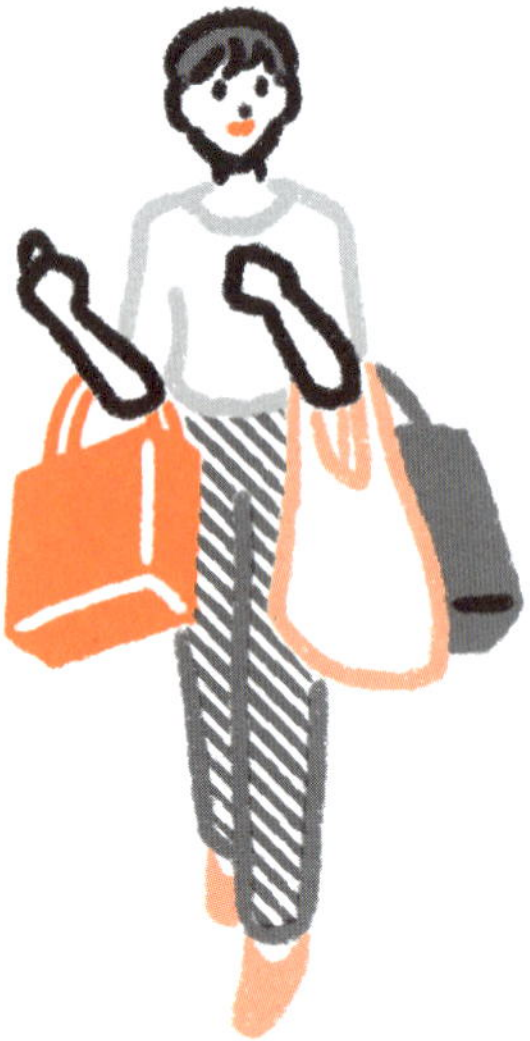

肘の外側の筋の働き不足

肘関節をつなぐ外側の筋肉の働きが悪いため、肘を伸ばしたとき肘が伸ばしきれずに痛くなるのが原因です。前腕を伸ばすストレッチなどは意味がありません。

肘筋にアプローチ！

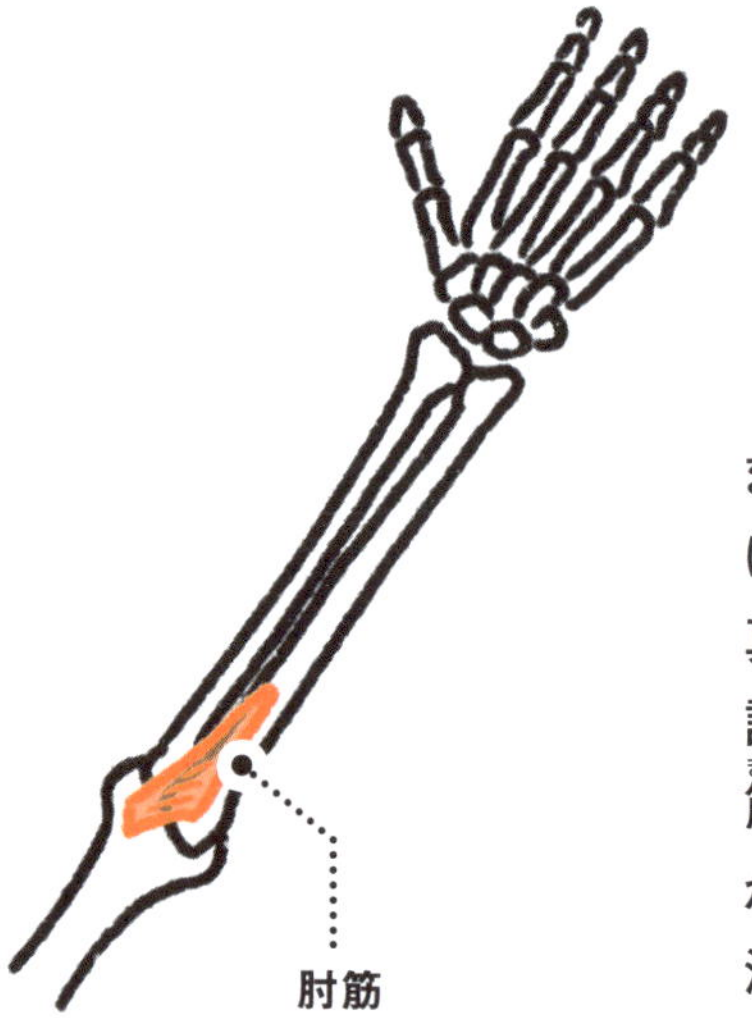

筋肉にアプローチ

まずは腕を伸ばして、肘に痛みがあるか、肘が真っ直ぐに伸びるかを確認。骨の外側にある肘《ちゅう》筋《きん》と呼ばれる筋肉の働きがよくなると、痛みも軽減します。

絆創膏の貼り方

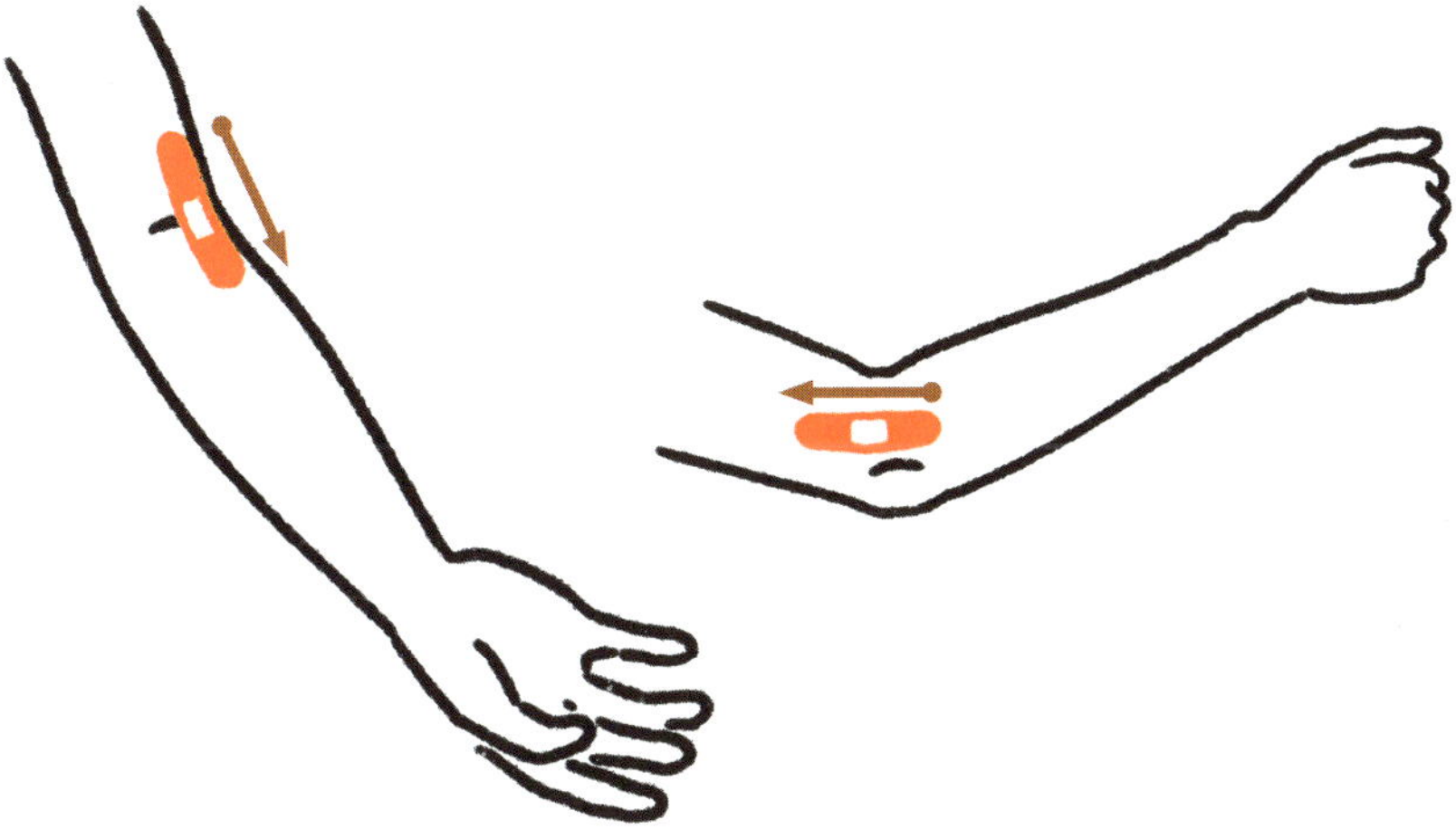

①まずは前側から

緩める＋刺激の2ステップで貼っていきます。腕の内側、力こぶの下から肘に向かって絆創膏を貼って緩めます。

②外側にも

次に肘を軽く曲げたときに一番出っぱっている骨より指2本分上側を絆創膏の起点にし、肩に向かって貼り、肘筋に刺激を与えます。

お役立ち情報

なぜ「テニス肘」と言うの?

テニスのバックショットをするときに痛むので通称「テニス肘」。病院では「上腕《じょうわん》骨外側上《こつがいそくじょう》顆《か》炎《えん》」と診断されます。テニスをしているか、していないかは関係なく、肘の外側の痛みを総称して言います。

ゴルフ肘

肘の内側の痛み

肘の外側が痛い「テニス肘」に対し、内側が痛いのが「ゴルフ肘」。上腕を緩めて肘に刺激を与える理論は同じです。

ゴルフ肘の原因

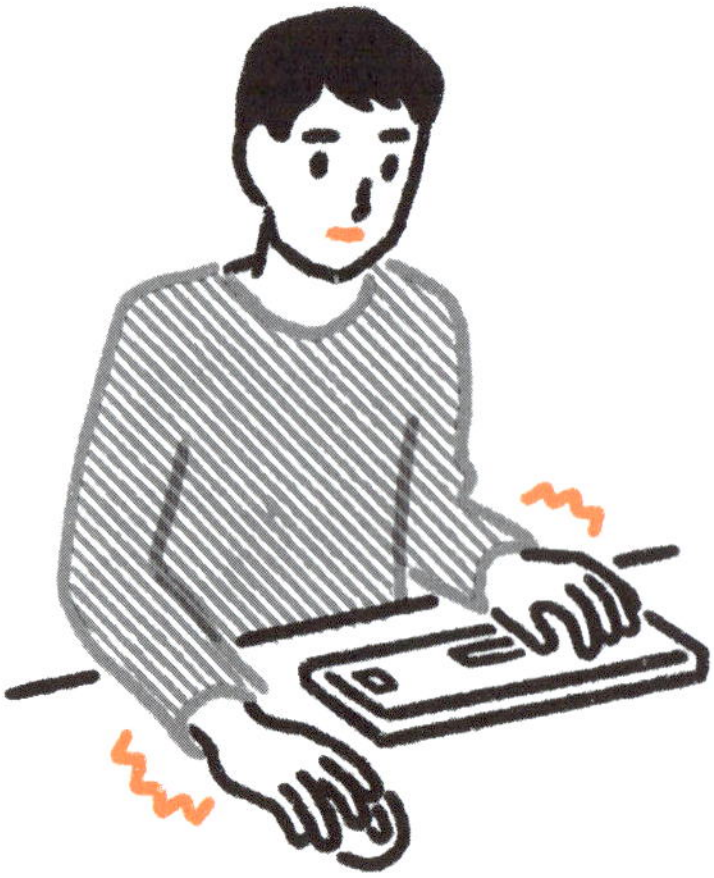

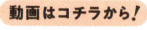

肘の働き不足

ゴルフ肘とは、肘の内側の痛みの総称をさします。野球肘も症状としては同じ仲間。ゴルフのインパクト時、野球の投球時、ものを持ち上げたときに痛みが起こります。

上腕筋+上腕三頭筋にアプローチ!

筋肉にアプローチ

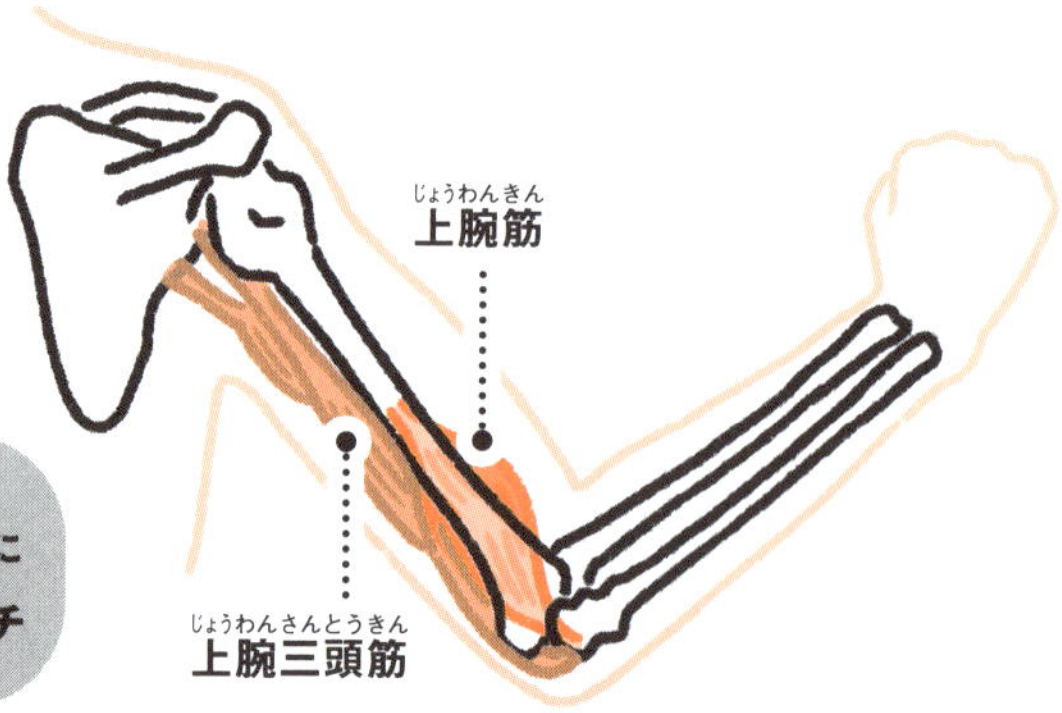

働き不足の肘筋を促進するためには、まず上腕筋からアプローチ。ガチガチの上腕筋を緩め、続いてサボリ筋である上腕三頭筋の先端(内側頭《ないそくとう》)を刺激して活性化します。

動画はコチラから!

絆創膏の貼り方

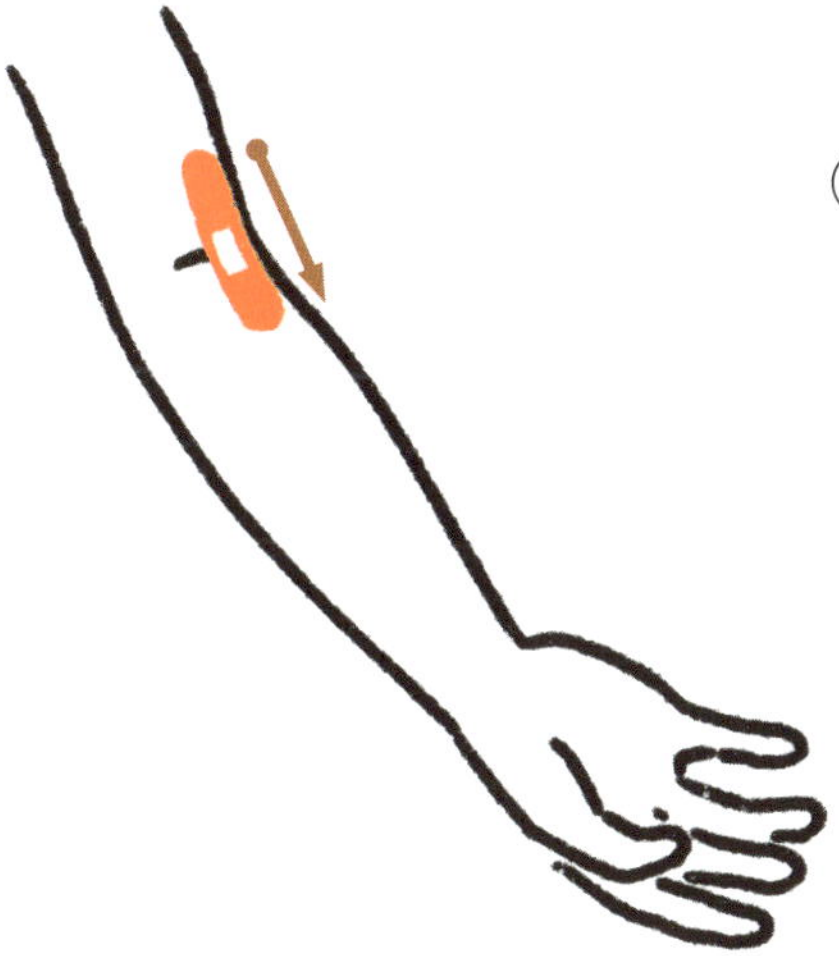

①まずは緩めて

緩める＋刺激の2ステップで貼っていきます。上腕筋は、腕を伸ばすのを邪魔する筋肉。筋肉が縮んでいるので絆創膏を貼って緩めます。肘の内側の根元から下向きに絆創膏を貼ります。

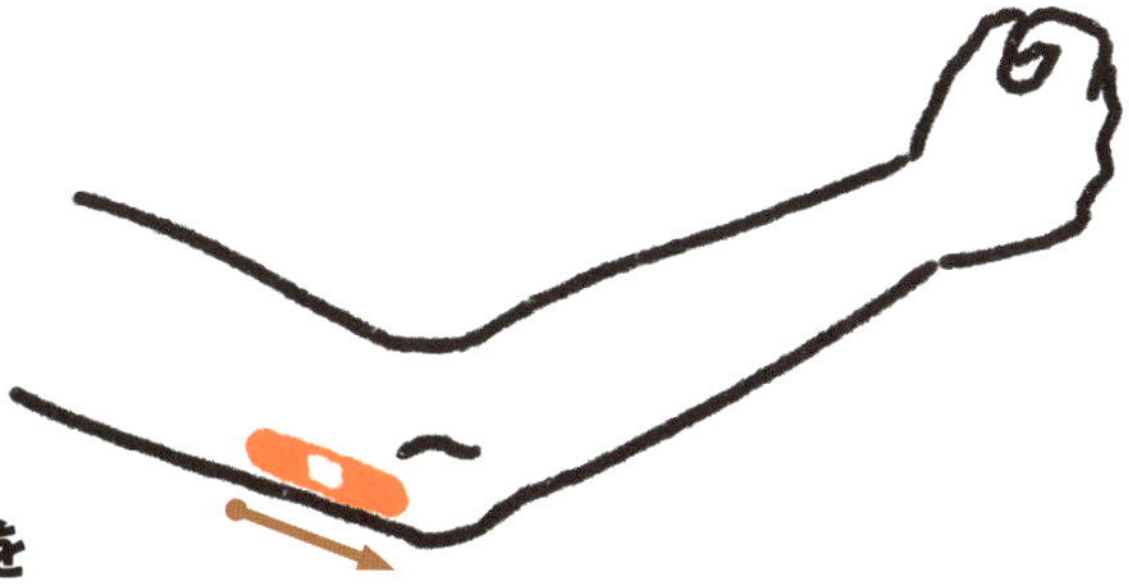

②続いて刺激を

次に肘を伸ばす筋肉である上腕三頭筋の先端（内側頭）に刺激を入れます。肘の外側に絆創膏の起点を置き、手首に向かって絆創膏を貼ります。

血流不足からくる 腕のしびれ

腕がしびれる原因は2つ。自分のしびれはどちらかなのをチェックしてから対処法に取り組みましょう!

腕のしびれの原因

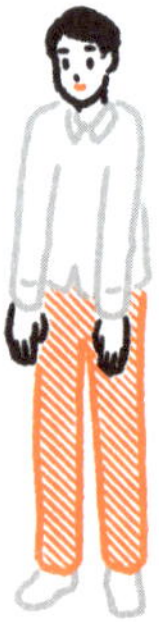

① 手を下にしてしびれる人は「肩こり①②（P46-49）」へ。

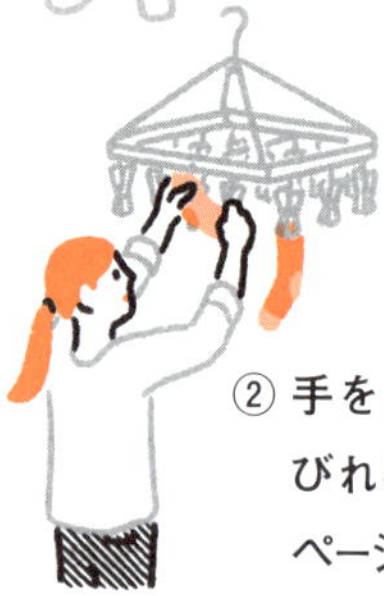

② 手を上にしてしびれる人はこのページで。

しびれは2パターン

腕のしびれの原因は、①肩甲骨と上腕骨の重みで神経が牽引されてしびれが出るパターン、②首がこって血流が腕にいかずにしびれたり冷たくなる胸郭出口症候群があります。

斜角筋にアプローチ!

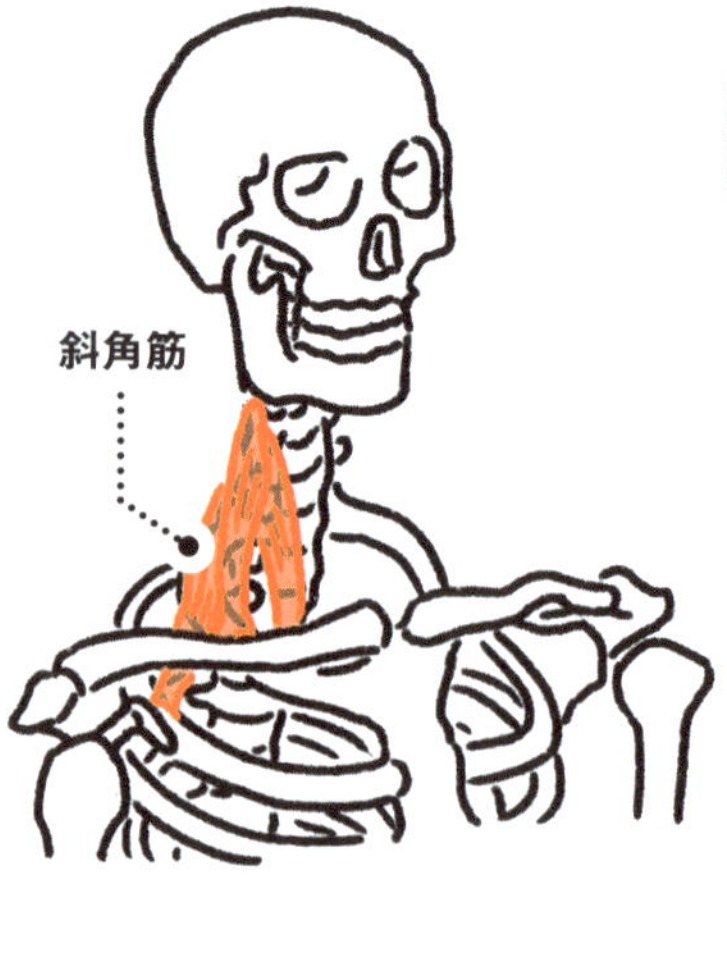

筋肉にアプローチ

歯医者や美容師に多いのですが、手を上げた状態で手に疲れやしびれが出るのは、斜角筋《しゃかくきん》が緊張して血管や神経を締め付けてしまうから。

動画はコチラから!

絆創膏の貼り方

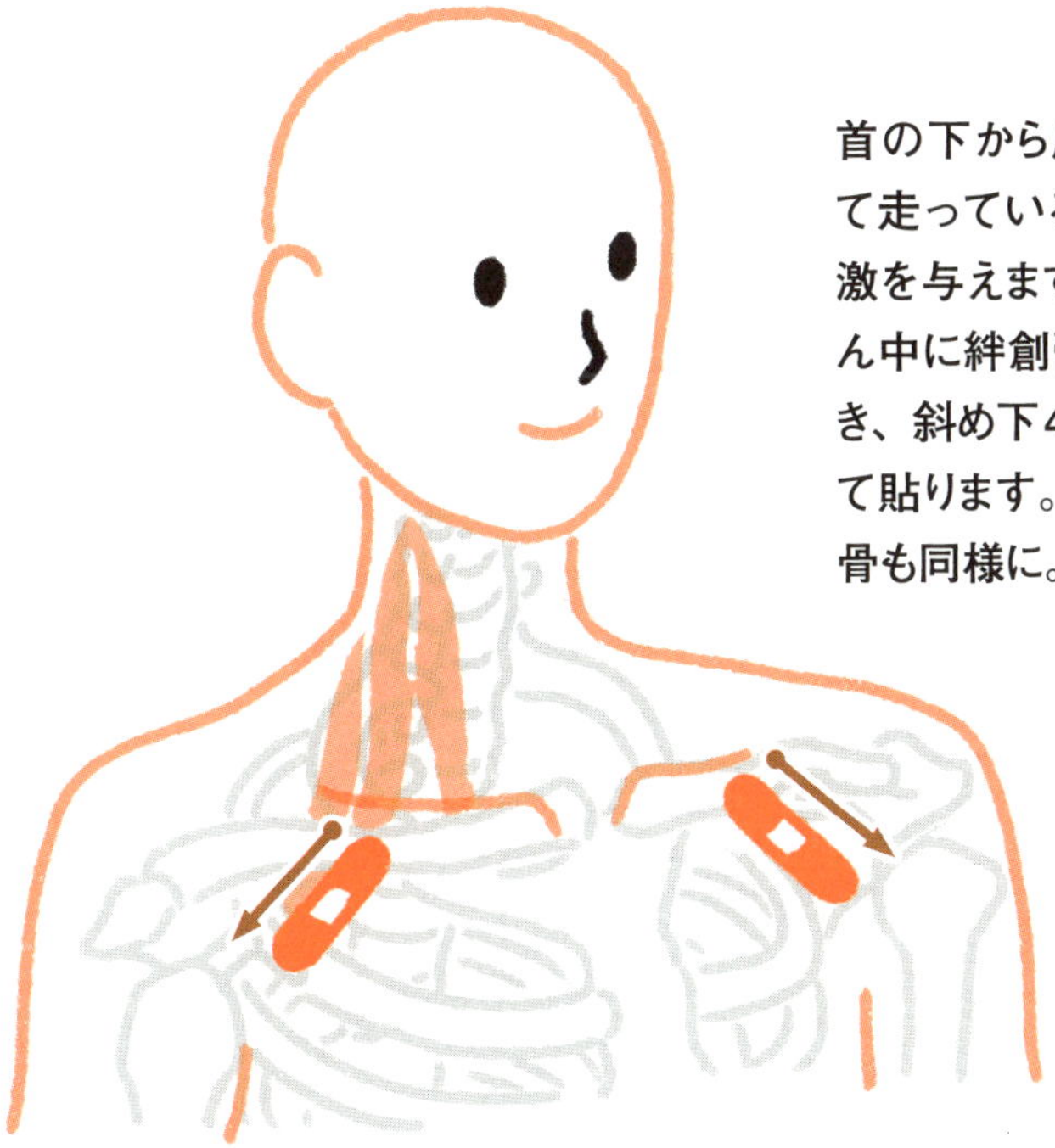

首の下から肋骨に向かって走っている斜角筋に刺激を与えます。鎖骨の真ん中に絆創膏の起点を置き、斜め下45°に引っ張って貼ります。反対側の鎖骨も同様に。

お役立ち情報

リフトアップや無呼吸症候群にも！

斜角筋の働きがよくないと、顔と首の距離が近くなり、顔が下に引っ張られる原因に。斜角筋が緩めば姿勢がよくなり、顔全体のリフトアップや無呼吸症候群の症状改善にも効果があります。

＋αテク

効果的な呼吸法

上のように絆創膏を貼った状態で5秒かけて息を吸うと斜角筋が引っ張られるのを感じます。これを3回繰り返すだけで姿勢もよくなり、首もスッキリ長くなります。

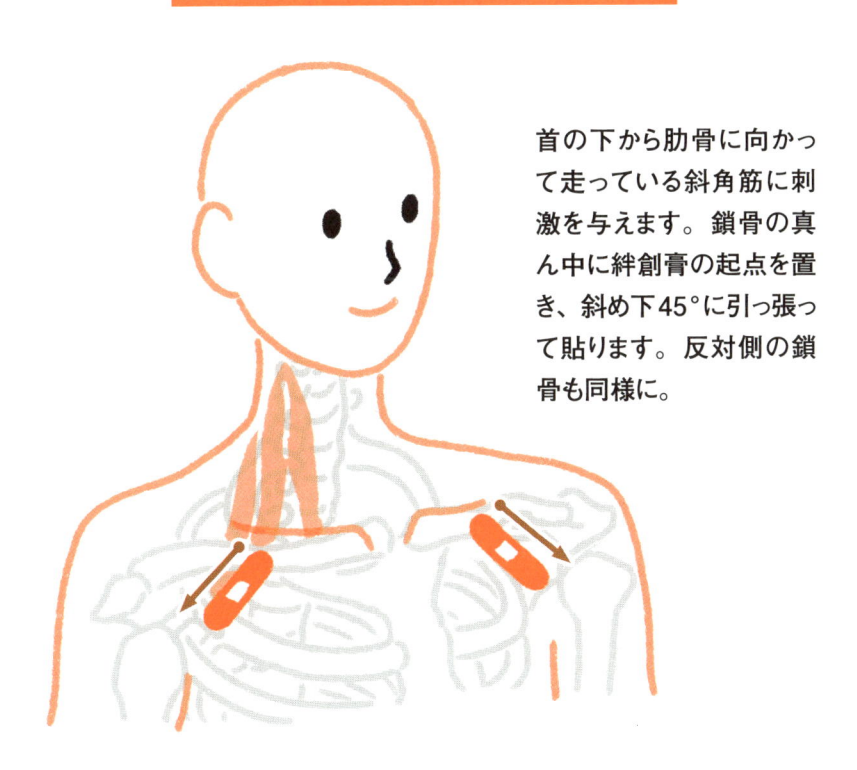

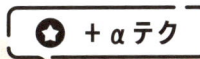

指が痛い、動かない

手のしびれ

ばね指・腱鞘炎《けんしょうえん》・リウマチ・ヘバーデン結節など手の指の腱が硬くなる症状が原因のしびれを解消！

動画はコチラから！

手のしびれの原因

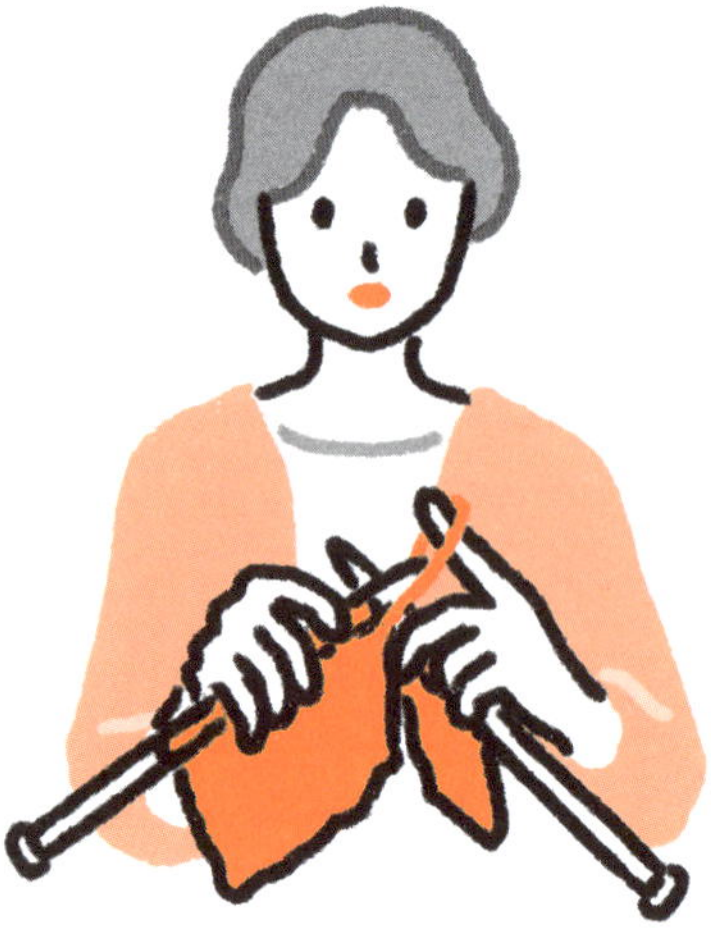

ホルモンの崩れも一因

腱鞘炎は指の酷使によるもの。ばね指やリウマチやヘバーデン結節は閉経後の女性に多く、ホルモンバランスの乱れで腱や腱鞘が弱くなることも一因です。

長母指屈筋にアプローチ！

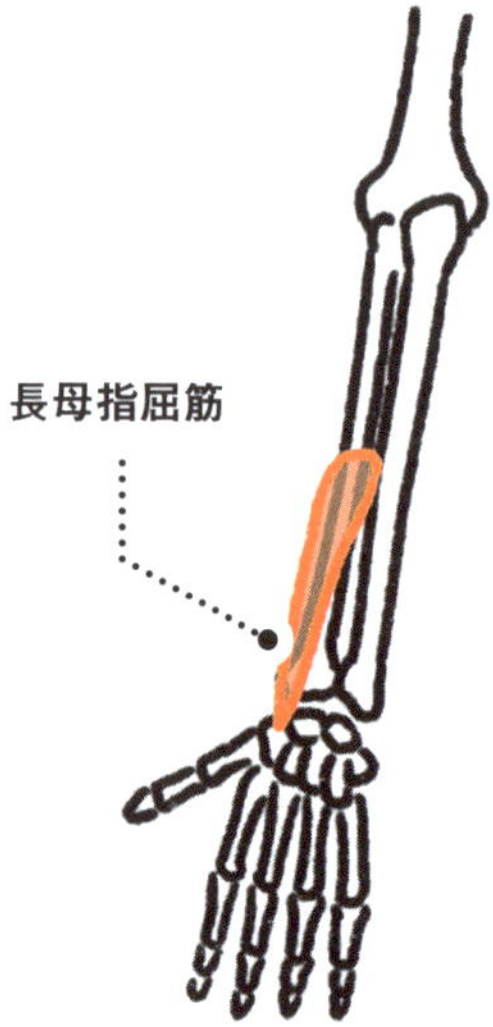

筋肉にアプローチ

手のトラブルは手の平の筋肉や腱が周りの組織とくっつき、動きが悪いことが原因。そこで長母指《ちょうぼし》屈筋《くっきん》を動かし、手全体の腱の癒着をはがして根本から解決していきます。

絆創膏の貼り方

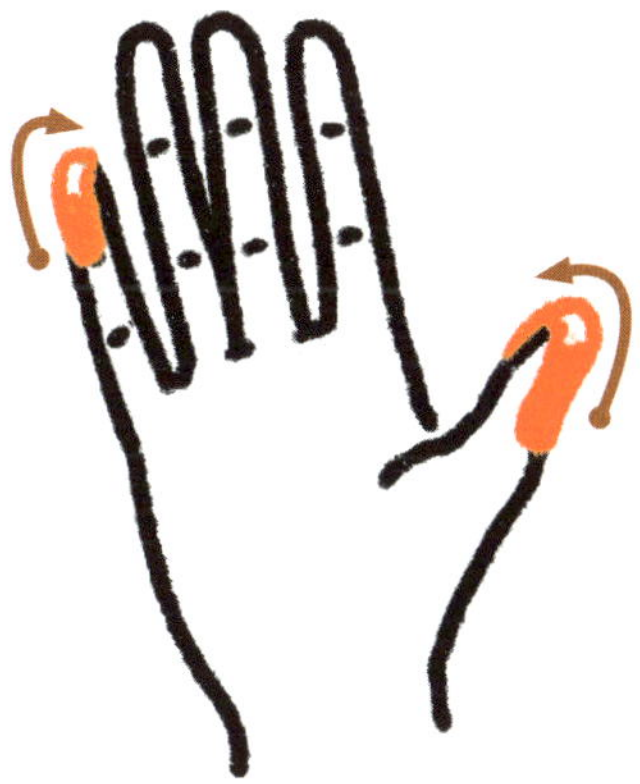

① 親指と小指、それぞれ手の平側の第一関節に絆創膏の起点を置き、つめ側まで貼ります。症状がある手だけでかまいません。

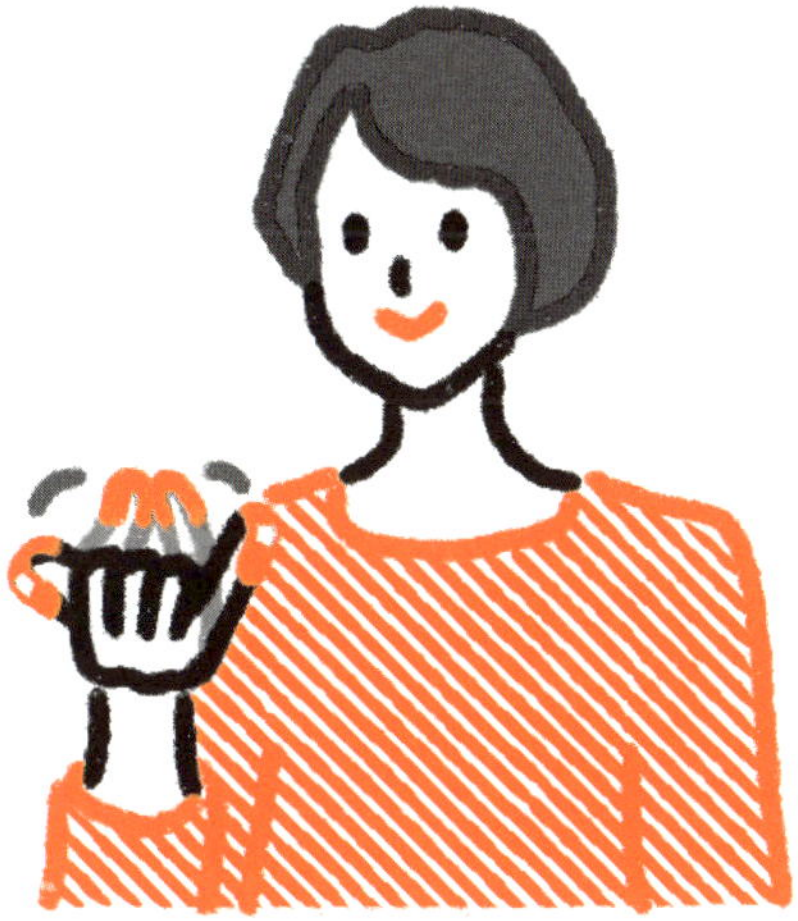

② 次に人さし指から薬指までを軽く握り、親指と小指の先をパチパチと合わせるように開いて閉じてを繰り返します。

お役立ち情報

どの指の症状にも効く!

リウマチは第二関節と第三関節に痛みが出て、へバーデン結節は第一関節に変形が起きますが、この絆創膏はどこの部位でもどの指でも効果的です。

Column ❷

呼吸と筋肉の関係を知っておこう

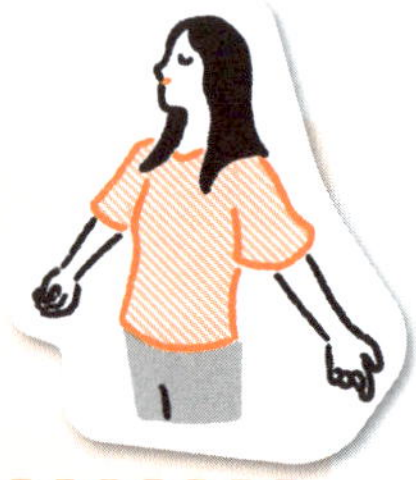

普段、私たちは浅い呼吸ばかりしていて、深い呼吸ができていません。深い呼吸は、肋骨を引き上げることで肺に圧がかかって空気が入ってきます。その役割を担っているのが横隔膜や肋間筋です。

これらの筋肉があまり機能しなければ、首で呼吸をしないといけないので、60ページの斜角筋がガチガチに固まっています。

いびきをかく、無呼吸症候群、自律神経が乱れている、 たばこを吸っている、 といった人は、特に呼吸が浅くなりがちなので、61ページの斜角筋にアプローチをする絆創膏を貼ることで、呼吸が深くできるようになり、症状を改善することができます。

第3章

下半身の痛みを解決する

症状別 絆創膏の貼り方

シート

ひねったり歩いたり、下半身を動かしてみましょう。常に違和感がある、動かしたときに痛みがある、といった痛みの状態によっても症状が変わり、絆創膏を貼る位置も変わってきます。

と痛いですか？

腰

- 常に違和感がある&ひねると痛い → 腰痛① P68〜69
- 立つときに痛い → 腰痛② P70〜71
- 座ると痛い → 竹腰 P72〜73 / 坐骨神経痛 P76〜77
- 立ちっぱなしでいると痛い → 反り腰 P74〜75

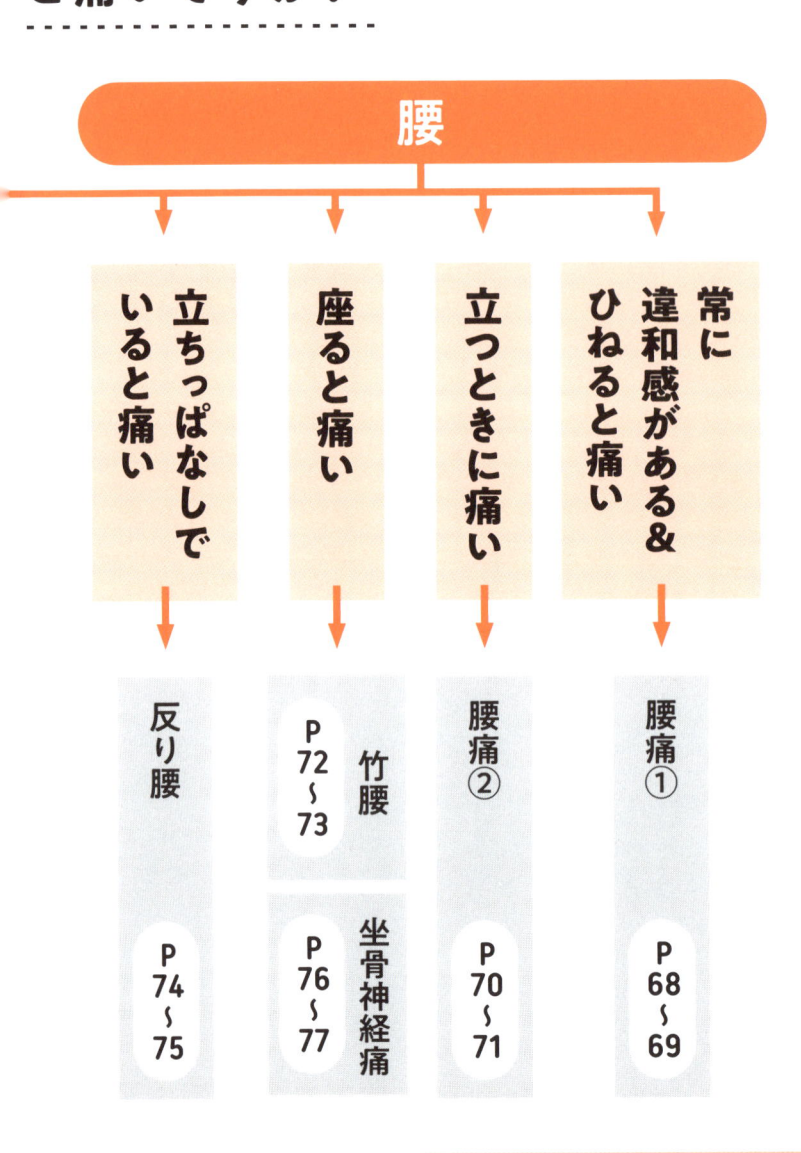

チャートで分かる
下半身の痛みの

セルフチェック

下半身のどこを動かす

- **足裏**
  - 足裏の痛み① P86〜87
  - 足裏の痛み② P88〜89
- **ひざ**
  - 内側が痛い → ひざ痛③ P84〜85
  - 曲げると痛い → ひざ痛② P82〜83
  - 歩き始めから痛い → ひざ痛① P80〜81
- 歩き始めが痛い → 股関節の痛み P78〜79

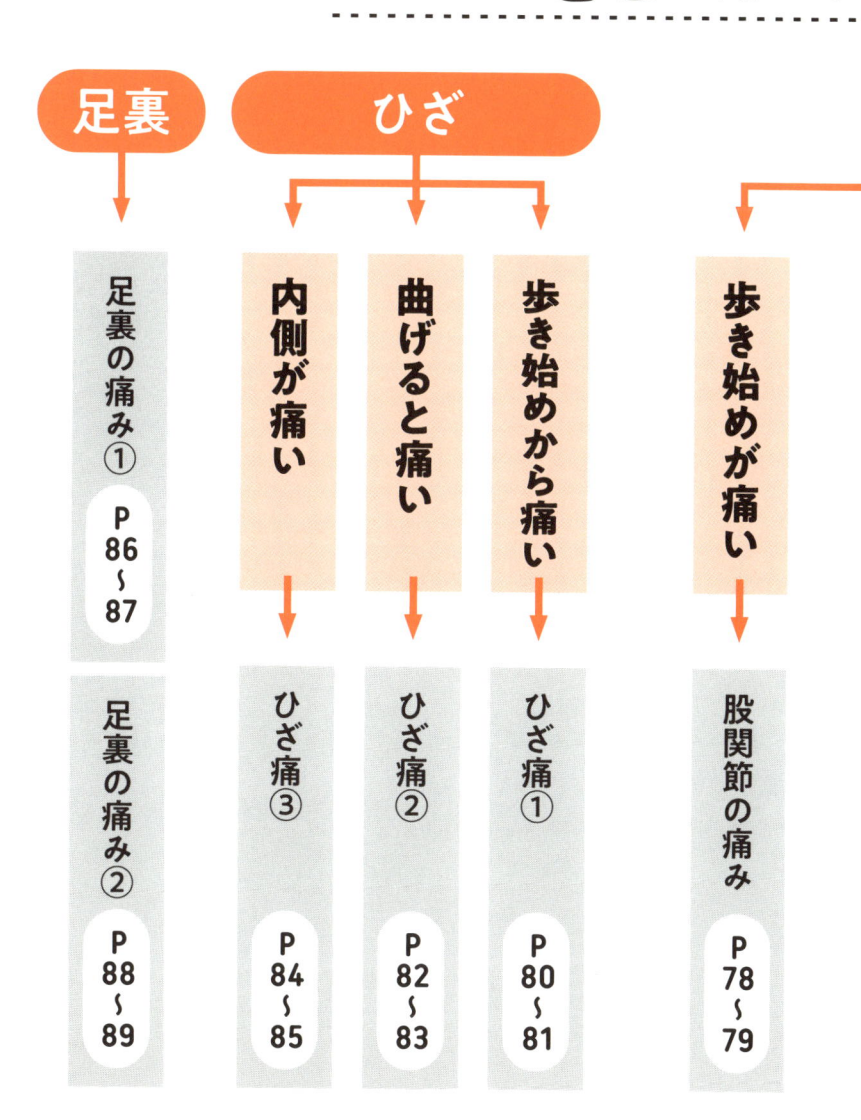

腰痛① ひねって痛い

ひねって痛い腰痛の原因

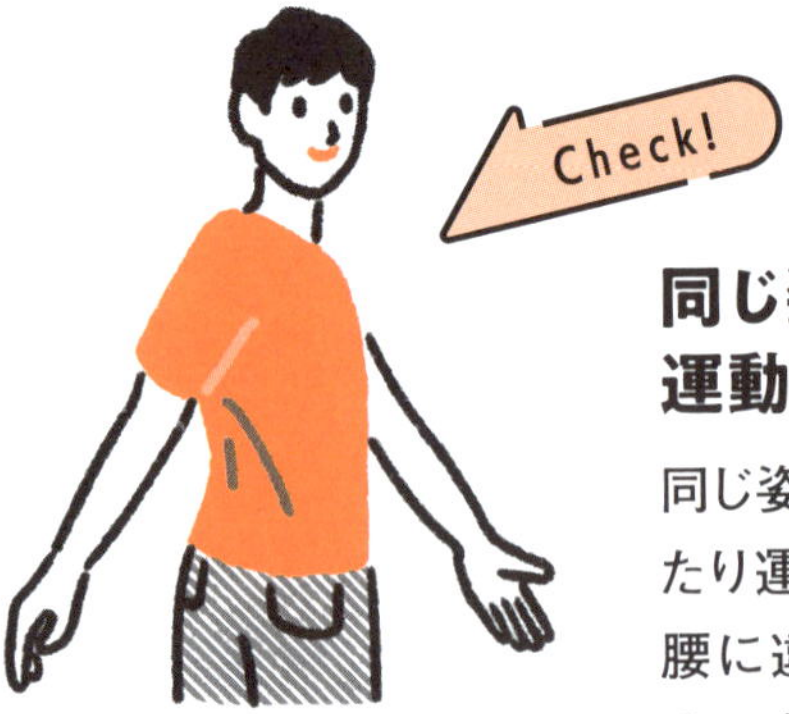

まずは①腰をひねって痛いか、②立ち上がり時やお辞儀をしたときに痛いかを確認してみましょう。後者の場合は「腰痛②（P70-71）」へ。

同じ姿勢や運動不足

同じ姿勢を繰り返していたり運動不足などで、腰に違和感を抱えている、寝返りをしたときや起き上がったときに腰が痛い、ぎっくり腰といった腰痛は肋骨の付け根の関節に原因があります。

肋骨の下部分にアプローチ！

関節にアプローチ

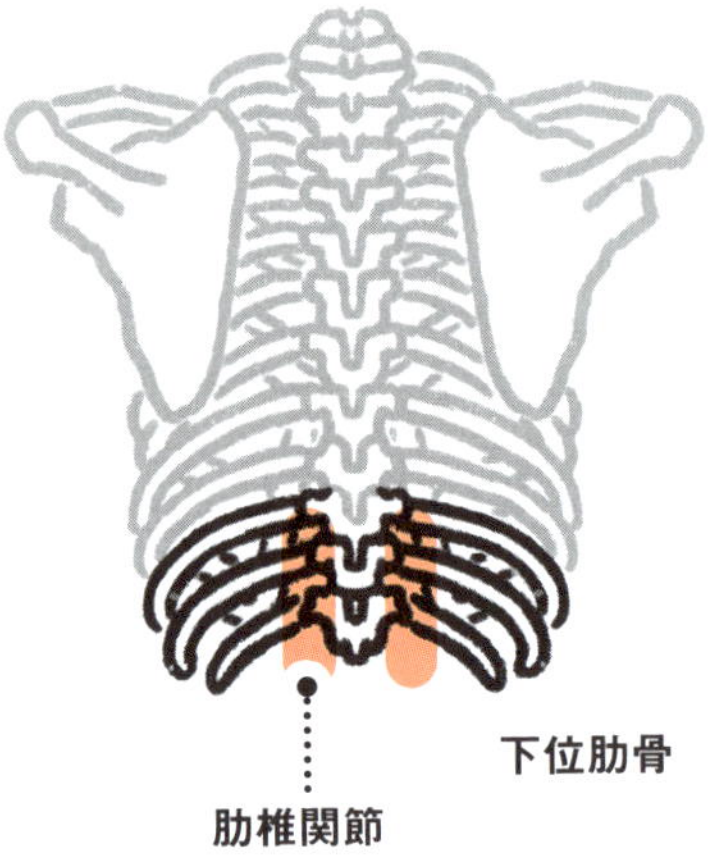

腰痛の原因になっているのが胸椎と肋骨の間にある肋椎関節。特に腰痛は、下側の肋椎の関節のセンサーが乱れやすいのでそこの動きを絆創膏で活性化します。

腰痛は①腰をひねったときと②前後に動かしたときに分かれます。寝返り、起き上がり、歩行時などに痛い場合は「腰痛①」。立つときやお辞儀のときに痛い場合は「腰痛②」になります。

動画はコチラから！

絆創膏の貼り方

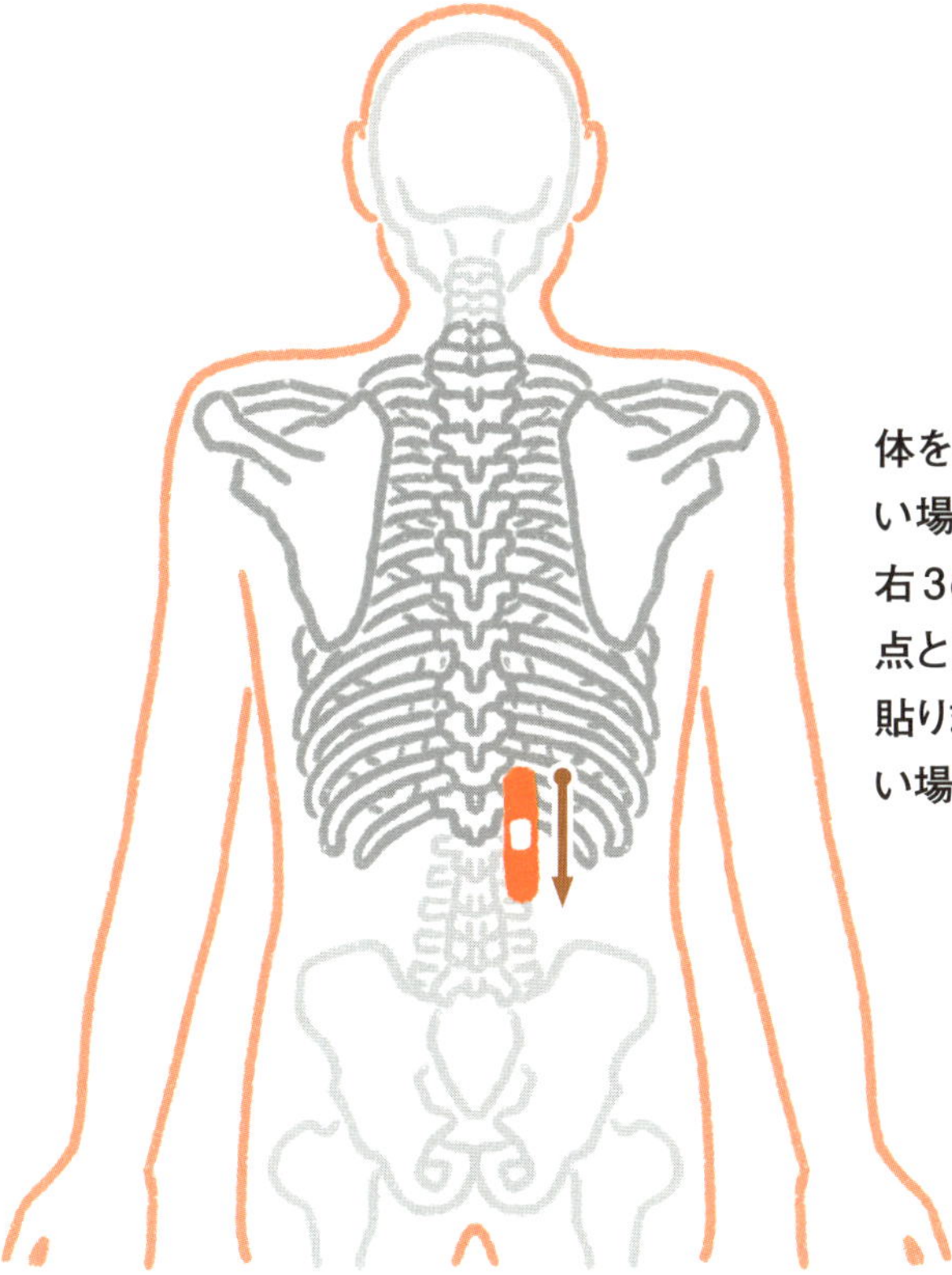

体を右にひねったときに痛い場合は、背骨の中央の右3cm付近のところを起点として下向きに絆創膏を貼ります。左にひねって痛い場合は左側に。

背中から見た図

お役立ち情報

腰痛全般に効く！

この位置は、腰痛の大元になるセンサーを解決するので、あまりの激痛で動けないようなぎっくり腰にも効果あり。腰に違和感を覚えたら、まずここの絆創膏から貼ってみましょう！

立つときに痛い

腰痛②

立ち上がりの瞬間や、お辞儀など体を前後に傾けたときに痛い腰痛がこちらの「腰痛②」。痛みの解消のために仙骨《せんこつ》の動きにアプローチしていきます。

動画はコチラから！

立ったときに痛い腰痛の原因

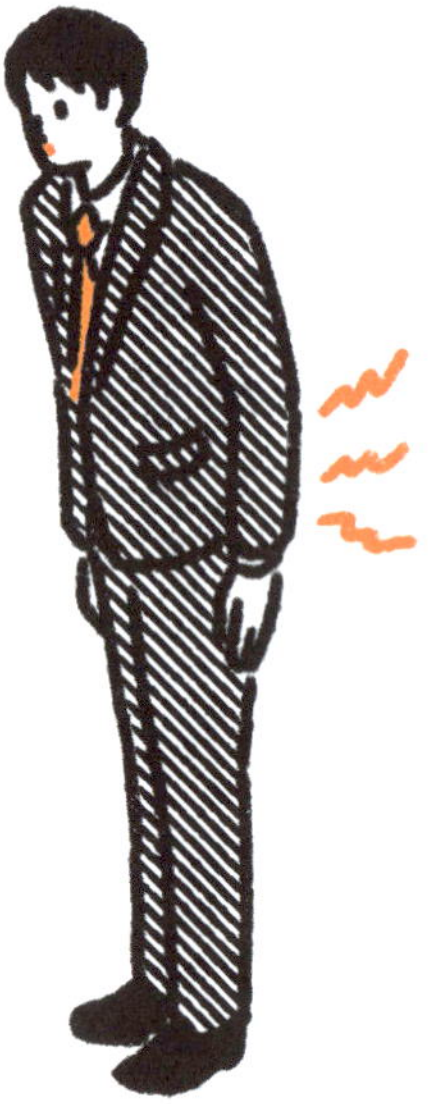

座りっぱなしや姿勢の悪さ

骨盤を構成する仙腸《せんちょう》関節の働きが悪いとお辞儀のような前かがみの姿勢ができなくなります。私たちは立ち上がりや座るときにお辞儀をする必要があるので、痛くなるのはそのためです。原因は座りすぎや日々の偏った姿勢の継続です。

仙骨にアプローチ！

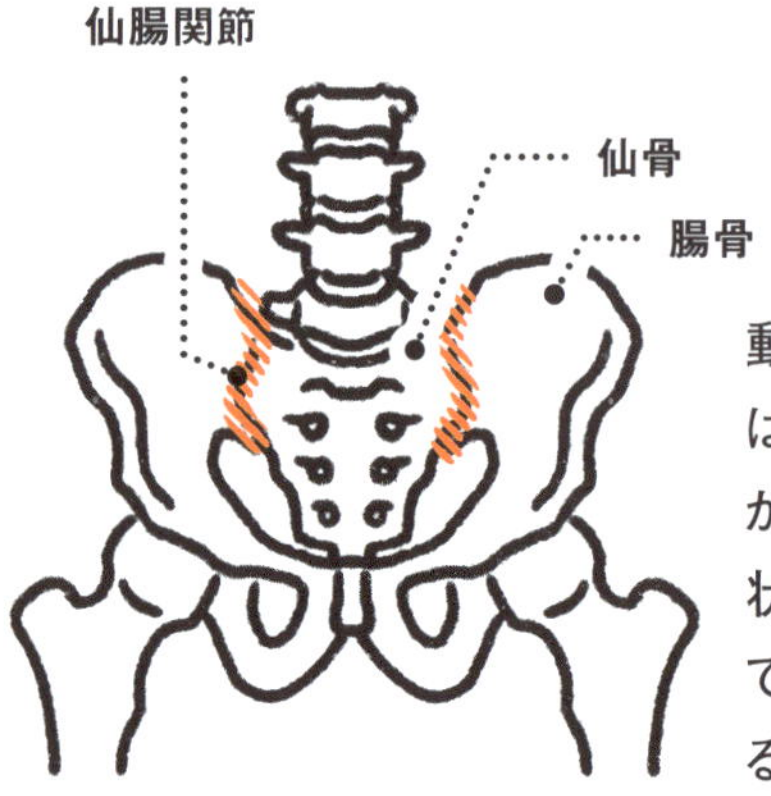

関節にアプローチ

動きの悪い仙腸《せんちょう》関節は、前屈するときに仙骨が前上方へ移動できない状態にあります。絆創膏でお尻の皮膚を引き上げることで、仙骨の動きをサポートしていきます。

絆創膏の貼り方

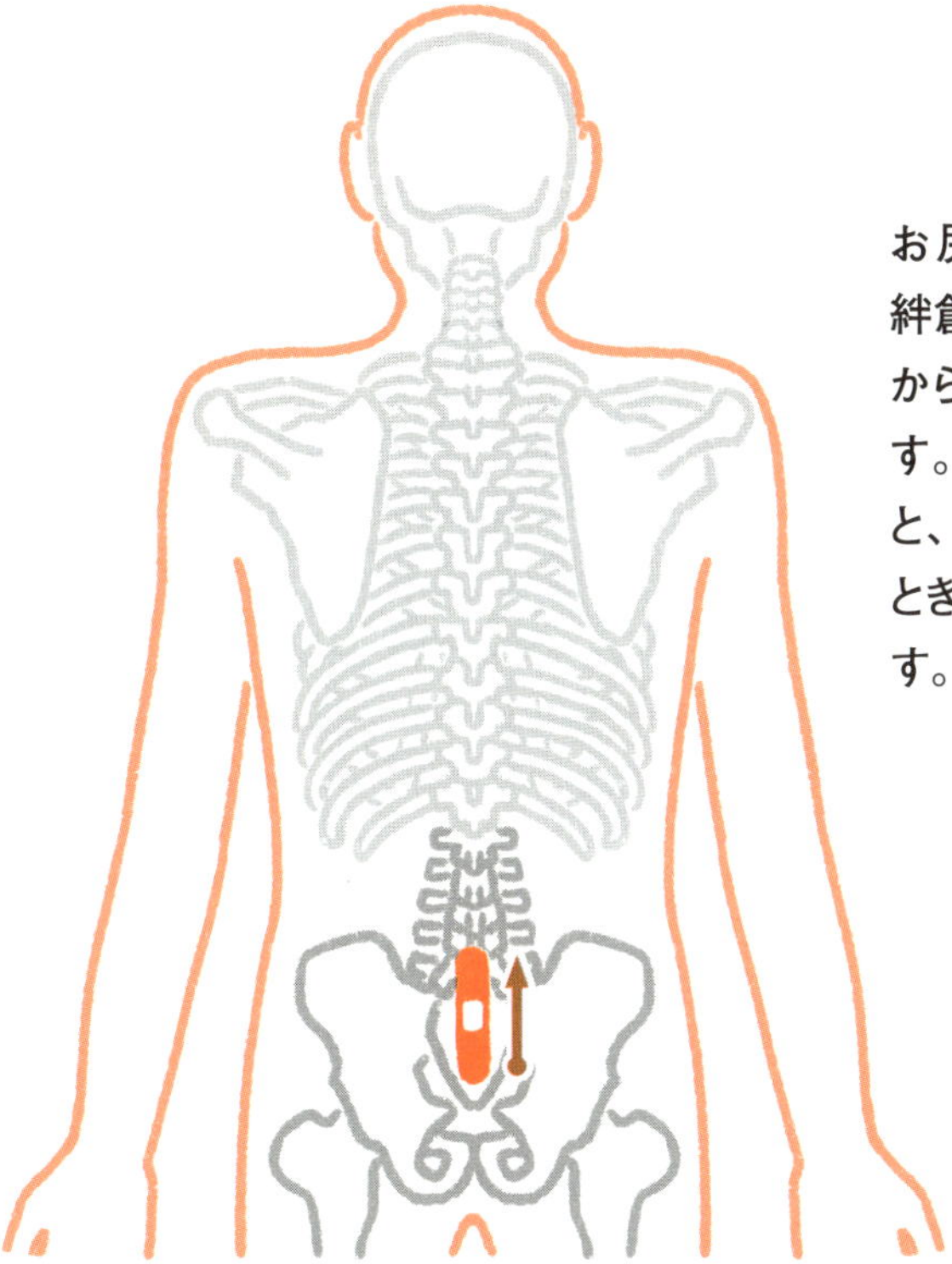

お尻の骨である尾骨を絆創膏の起点にし、そこから上に向かって貼ります。この皮膚を引っ張ると、立ったり座ったりするときの動きがラクになります。

お役立ち情報

仙骨の動きがいい状態を保ちましょう！

本来、椅子から立ち上がるときは前傾姿勢になり仙骨周りがカーブを描きます。手で机や肘掛けを支えにして腰周りを直立不動のまま立ったり座ったりしている人は、絆創膏で早めの対処を！　また、仙骨の動きが悪いと太ももの筋肉に負担をかけ骨盤を下に引っ張るので腰痛以外に、膝関節に痛みが生じることがあるので注意が必要です。

腰が真っ直ぐ

竹《たけ》腰《ごし》

座りすぎなどで、腰が真っ直ぐなままで固まったような状態を竹腰と言います。ほうっておくと椎間板《ついかんばん》ヘルニアになる可能性も。

動画はコチラから！

竹腰の原因

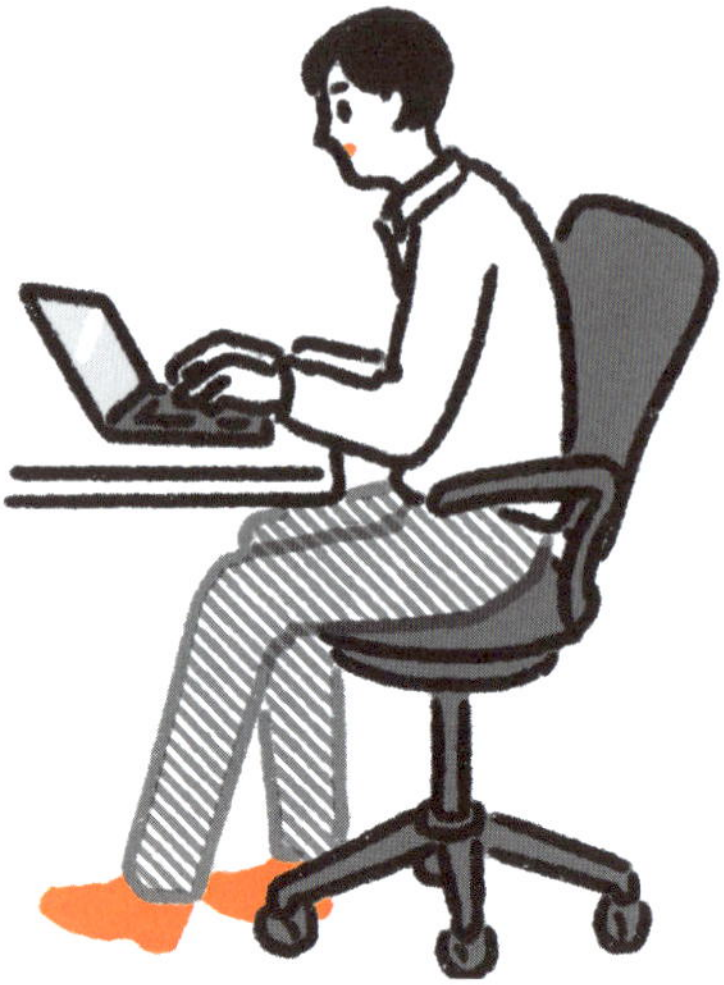

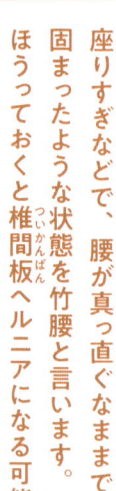

デスクワークのしすぎ

PC作業や事務作業など、デスクワークで長時間座っていると、正しい姿勢が崩れて背骨（腰椎）に本来あるS字カーブ（前弯）がなくなり、腰椎が真っ直ぐ固まり、「竹」のようになります。

多裂筋にアプローチ！

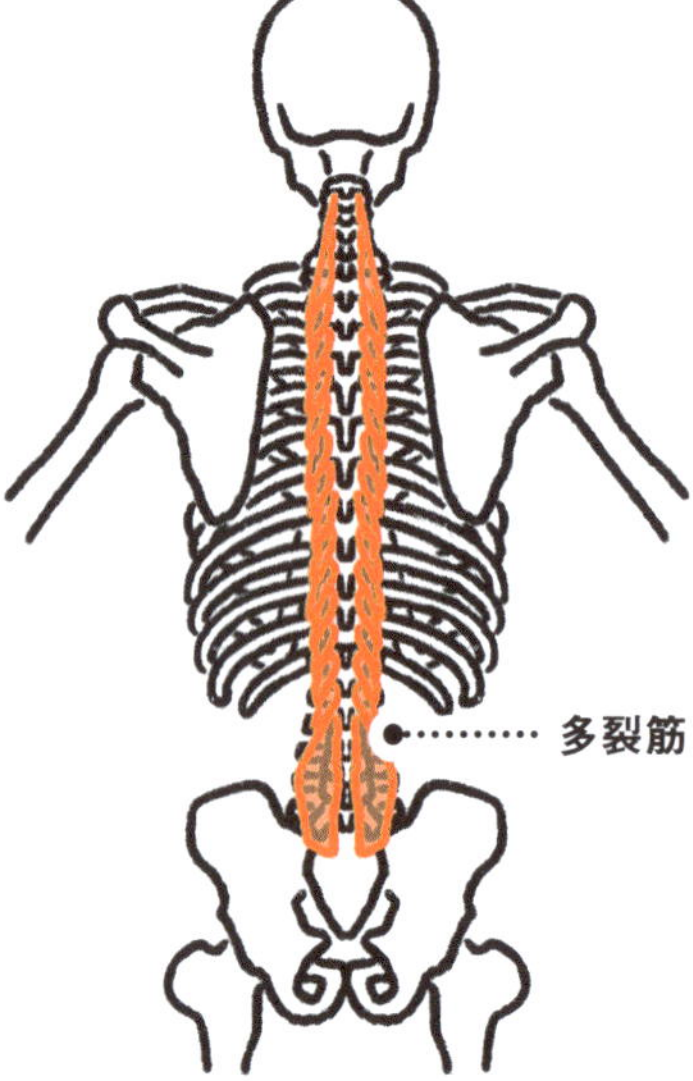

筋肉にアプローチ

腰椎の後ろの部分にある多裂筋を絆創膏で伸張することで、多裂筋を収縮させます。それによって腰椎の間の距離が短くなり、腰椎の弯曲を正常に戻します。

絆創膏の貼り方

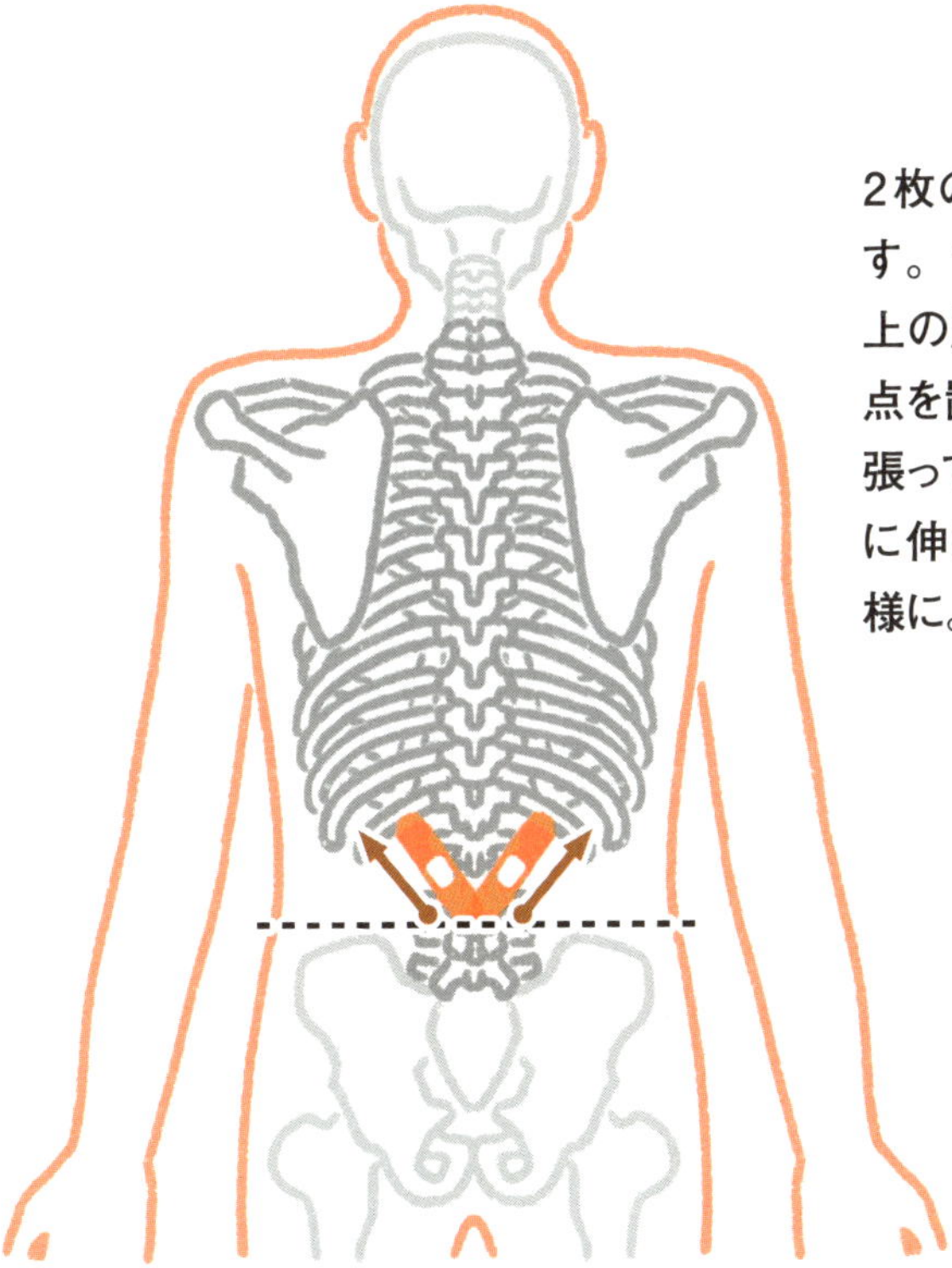

2枚の絆創膏をV字に貼ります。背骨の真ん中のライン上の腰の位置に絆創膏の起点を置き、斜め45°上に引っ張って貼り、多裂筋をわずかに伸ばします。反対側も同様に。

お役立ち情報

腰椎の前弯はクッションと同じ働き

腰椎の正常な弯曲は、歩行やランニングなど足の衝撃を吸収するクッションの役割も果たします。竹腰の人は衝撃を吸収できず、ハイアーチ（土踏まずがありすぎ）になったり、変形性股関節症、膝関節症につながる恐れも。

反り腰

腰が反ってしまう

長時間座っていると股関節の前の筋肉が縮みます。伸びないまま立つので、無理やり腰を反ることに。

反り腰の原因

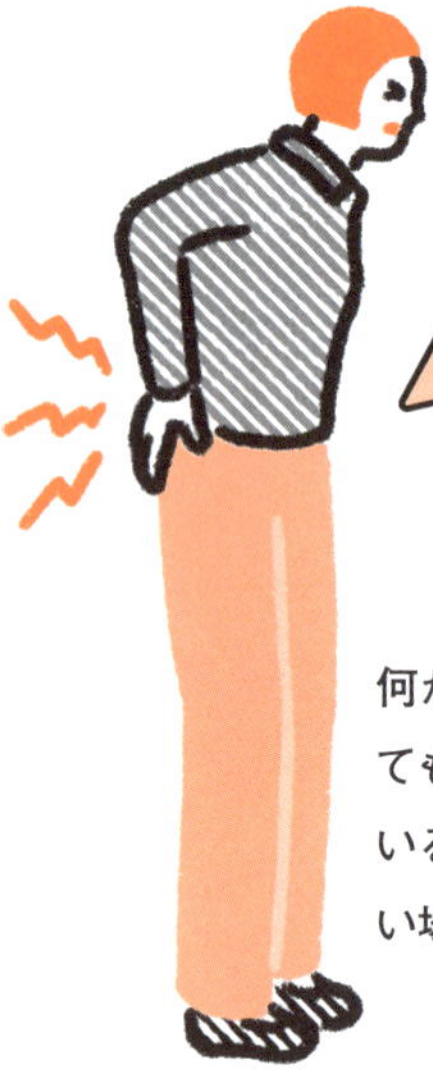

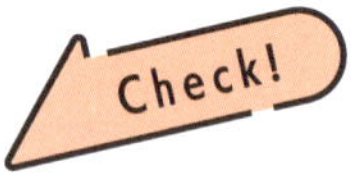

何か動きを加えなくても、ただ立っているだけで腰が痛い場合は、反り腰。

二足歩行の弊害

人間は二足歩行を手に入れた代償として、立ったときに腰椎が反りやすくなっています。それを防ぐのが腹部の奥にある腹横筋《ふくおうきん》の働きです。この筋肉の働きが悪いと腰椎が反りすぎてしまい、5分ほど立ったり歩いたりしていると足がしびれてきます。

腹横筋にアプローチ！

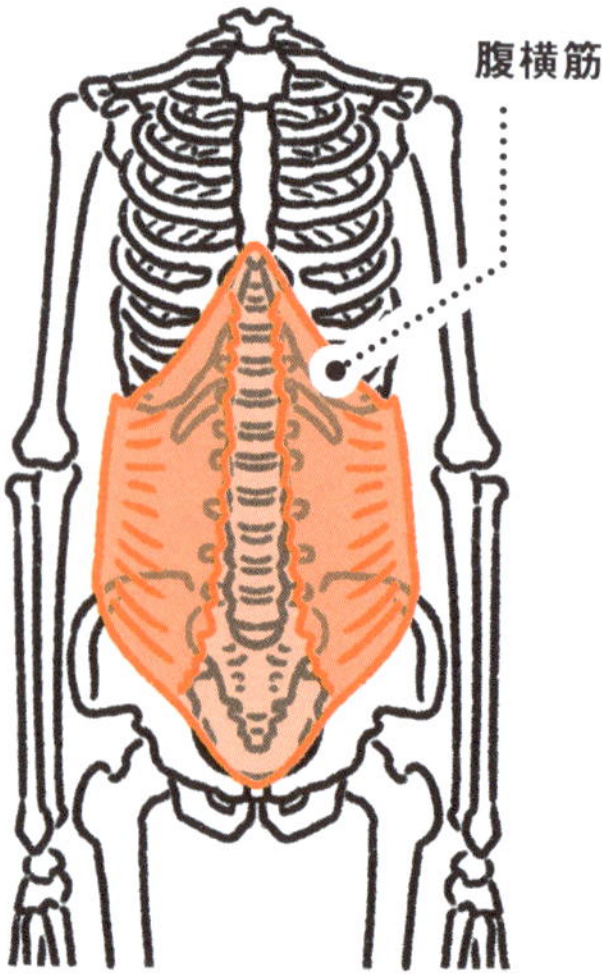

筋肉にアプローチ

腹横筋は腹巻きのように骨盤の周りを横に走る線維。歩行時はお腹の反りすぎを防止する筋肉でもあるので、腹横筋が働かないと骨に負担がかかり脊柱管狭窄症《せきちゅうかんきょうさくしょう》になる可能性もあります。

動画はコチラから！

絆創膏の貼り方

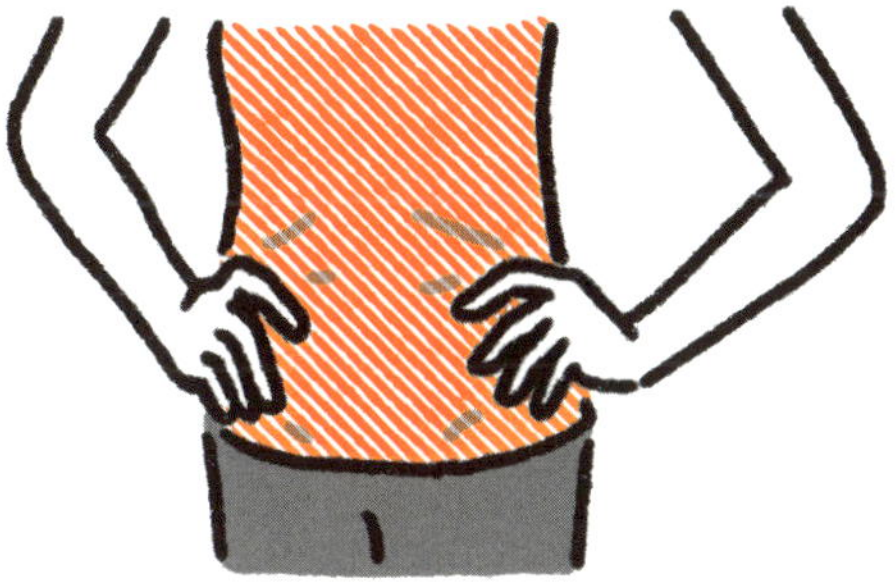

① 骨盤の位置を確認します。骨盤は両手を腰に当てるとすぐに当たる大きな骨です。

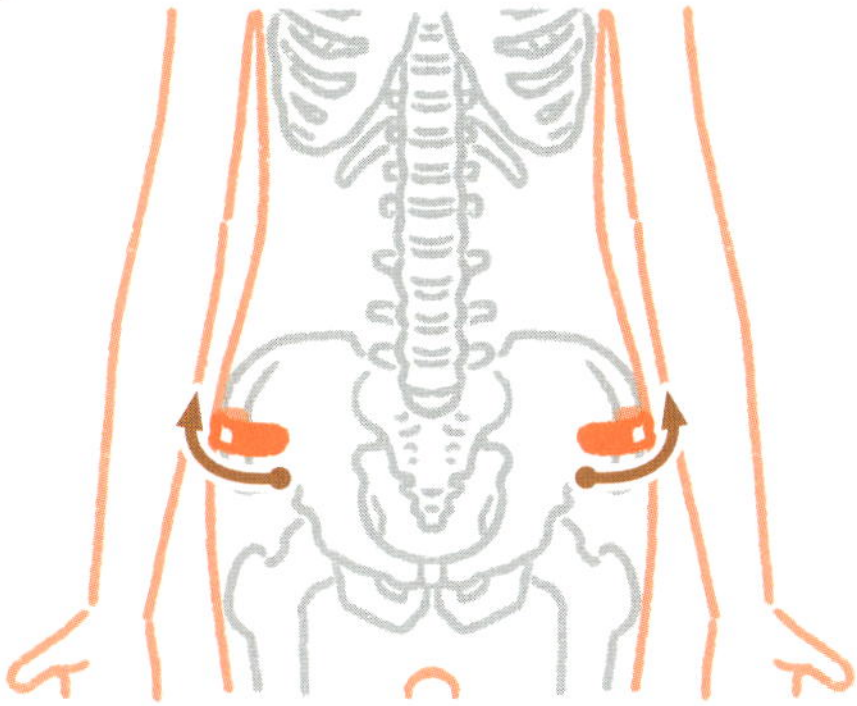

② 両骨盤の前側の骨(突起)から後ろに向かって左右両側に絆創膏を貼っていきます。かぶれやすいので1分ほど貼ったら、はがすようにしましょう。

＋αテク

肋骨の真ん中にも

お腹周りは皮膚が弱く絆創膏のかぶれが出る場合があります。もし問題がなければ肋骨の下あたりにそれぞれプラスして、左右合計4枚貼るとさらに効果的です。

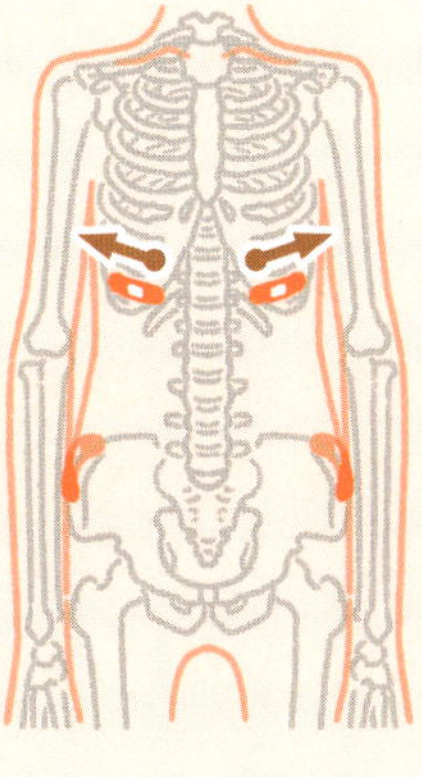

坐骨神経痛

座っていると痛い

デスクワークなど長時間同じ姿勢を続けたり、運動不足や中腰での作業、重いものを持つなど臀部《でんぶ》の筋肉の過緊張により痛みが生じます。

動画はコチラから！

坐骨神経痛の原因

長時間の同じ姿勢や運動不足

坐骨の深部にある深層《しんそう》外旋六筋《がいせんろっきん》のすきまを通るのが坐骨神経です。座りすぎや運動不足などでこの筋がこり固まると、坐骨神経を締め付けるため、痛みやしびれが生じます。

深層外旋六筋にアプローチ！

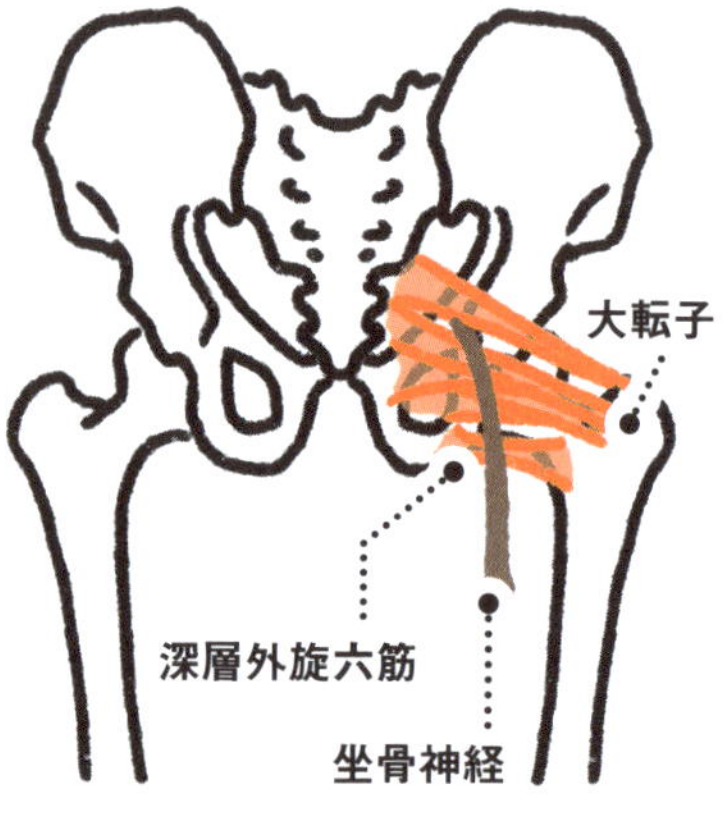

筋肉にアプローチ

股関節の近くにあり、外側に出っ張っている大転《だいてん》子《し》（大腿骨）に集合する深層外旋六筋を緩めることで、坐骨神経の締め付けをなくし、しびれや痛みを緩和します。

絆創膏の貼り方

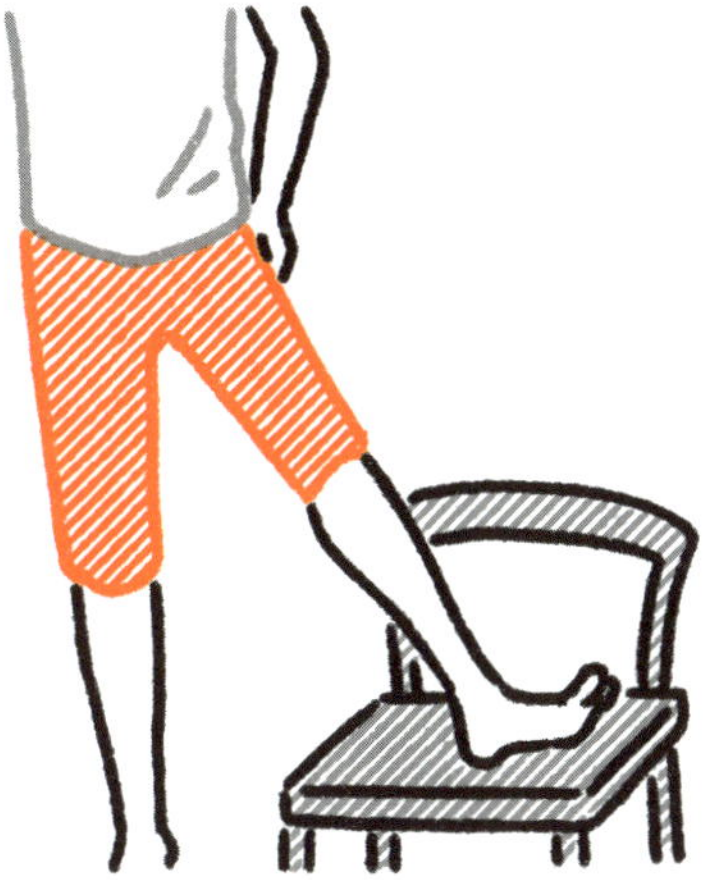

①大転子を確認

太ももの外側（付け根）あたりに手を当てながら椅子に足を乗せ、かかとを始点に足を左右に回すとコロコロ動く骨が大転子です。

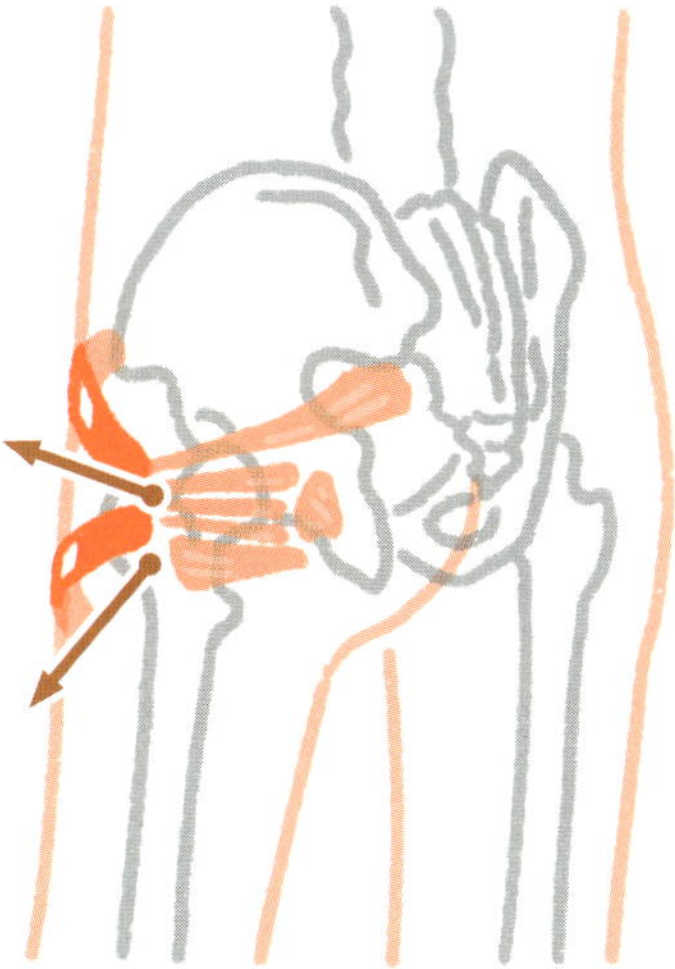

②2枚貼る

大転子の上に上下それぞれに向かうように絆創膏を2枚、痛みのある側に貼ります。

お役立ち情報

多裂筋の絆創膏整体も一緒に！

多裂筋が坐骨神経痛に関係していることもあります。ぜひ「竹腰（P72-73）」で紹介している絆創膏の貼り方も同時に行ってみましょう。

股関節の痛み

歩き始めから痛い

歩き始めに体重を乗せると足の付け根部分にある股関節が痛い、足がビリビリ響くという人は臀部の筋肉をほぐしていきます。

動画はコチラから!

股関節の痛みの原因

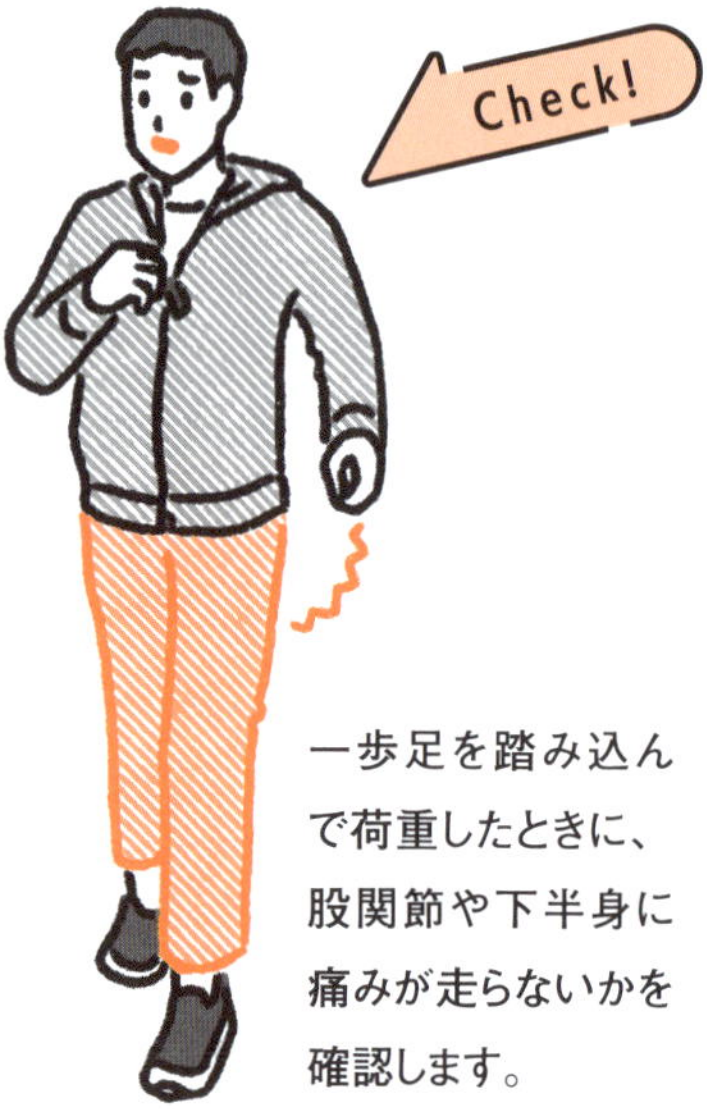

一歩足を踏み込んで荷重したときに、股関節や下半身に痛みが走らないかを確認します。

加齢などによる変形性股関節症

片足を踏み込み、体重が加わった瞬間から痛い場合は、股関節の筋肉の働き不足。股関節がうまく適合していないため、股関節痛やひざ痛、足のしびれ、腰痛などを引き起こし、最終的には変形性股関節症に発展していきます。

臀部の筋肉にアプローチ!

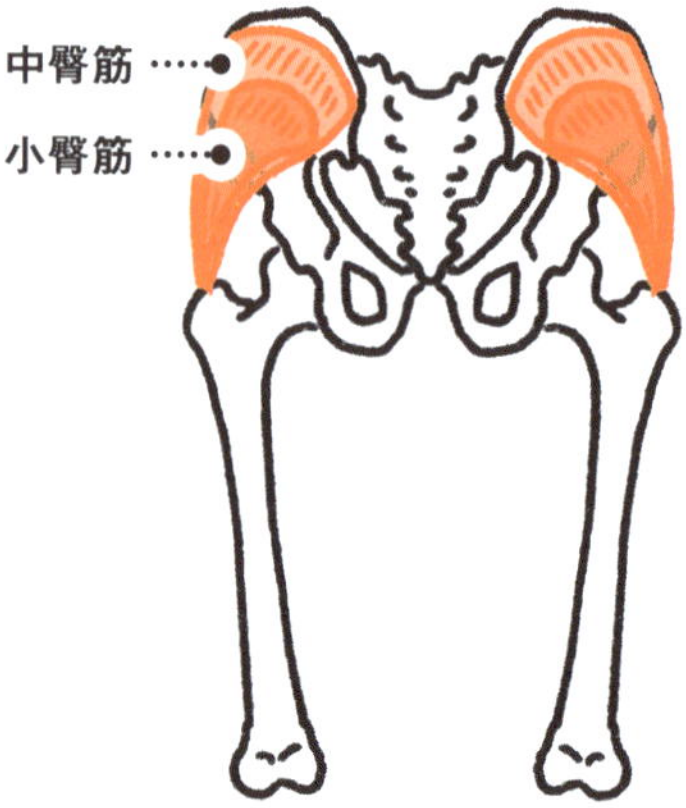

筋肉にアプローチ

股関節の奥の小臀筋・中臀筋の働きが悪いと荷重したときに股関節が正しい位置に納まらず痛みが生じます。絆創膏でこれらの筋肉のセンサーを刺激することで股関節の動きをスムーズに。

絆創膏の貼り方

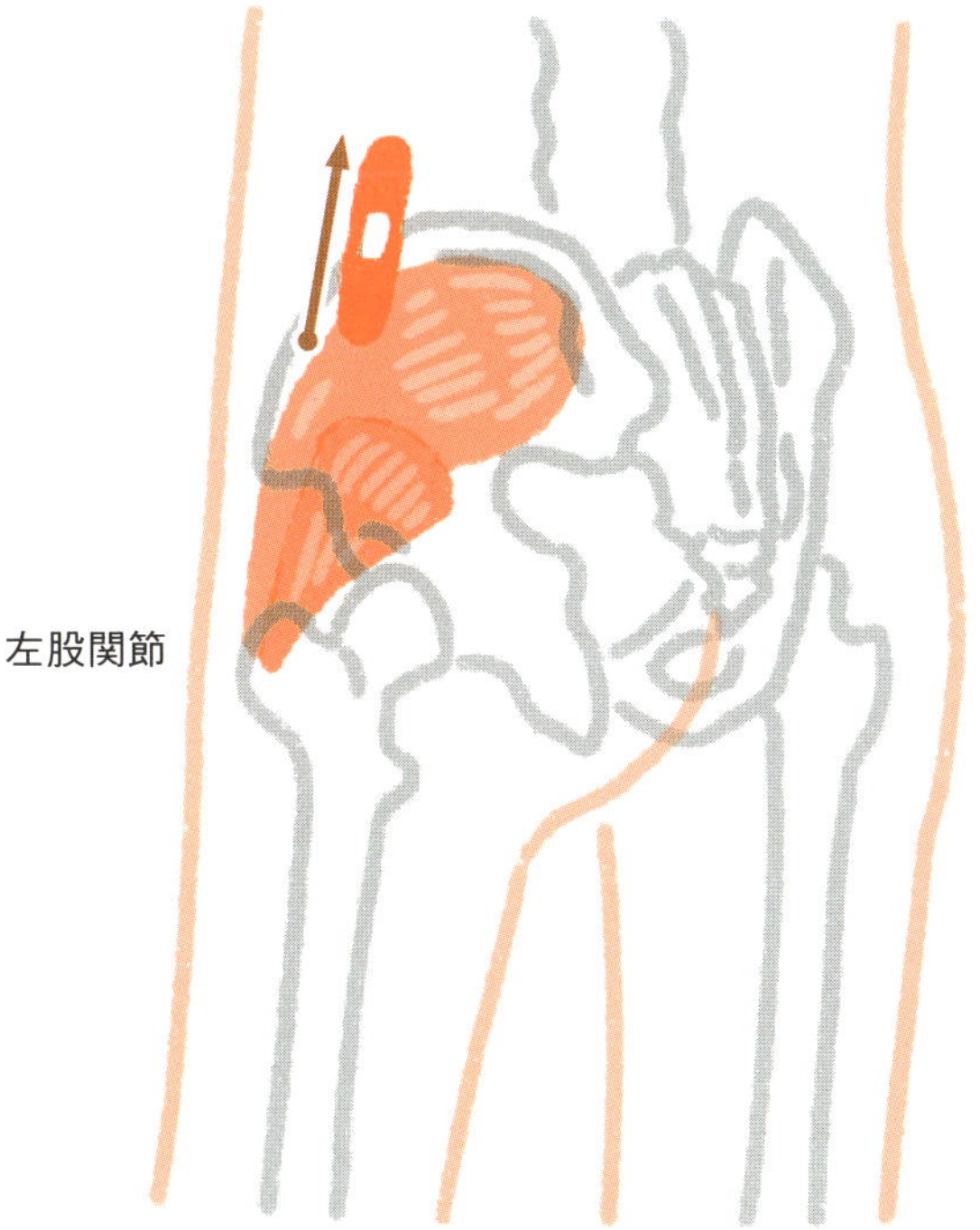

お役立ち情報

女性に多い変形性関節症

出産で子宮や骨盤周辺の筋肉が緩んだり、更年期でコラーゲンなどの栄養が軟骨に届きにくくなったりすることが原因で、女性は変形性関節症になる人が多いので要注意。

左側の腰（骨盤上部）に手を当てて、ボコッと盛り上がった骨を確認。この骨のひっかかりに絆創膏の起点を置き、上に引っ張ることで、小臀筋・中臀筋の働きがよくなります。

ひざの前が痛い

ひざ痛①

ひざのお皿（膝蓋骨）をしっかり正しく動かす筋肉が働き不足になり、ひざを伸ばしたときに痛くなります。

動画はコチラから!

ひざが痛い原因

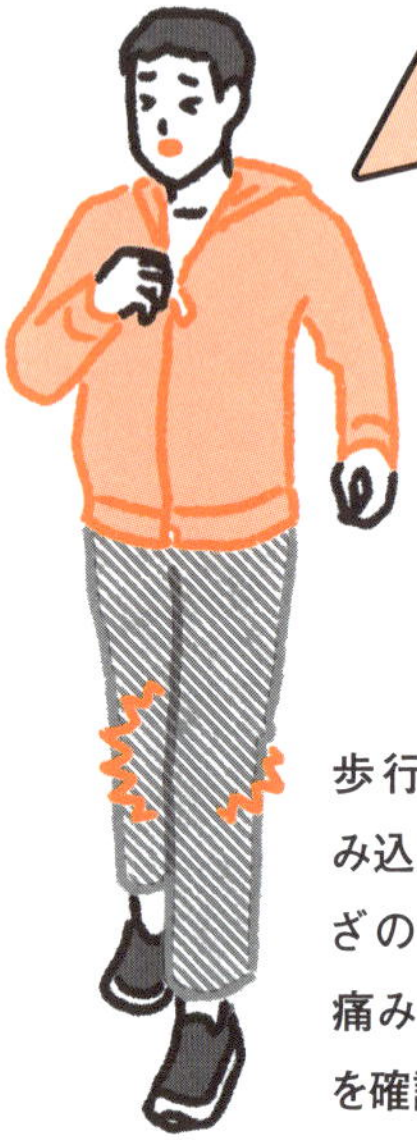

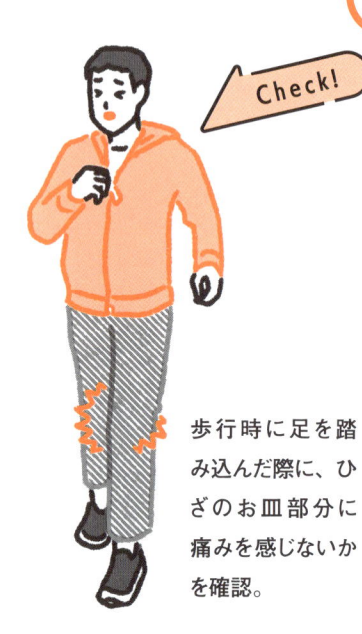

Check!

歩行時に足を踏み込んだ際に、ひざのお皿部分に痛みを感じないかを確認。

老化や太りすぎも原因に

歩行時など下半身に体重をかけたとき、ひざのお皿（膝蓋骨）は、上方にスライドすることで痛みなく全体重を支えることができるようになっています。加齢や肥満などによって膝《ひざ》に負担がかかり、お皿の動きが悪くなってくると痛みが生じます。

大腿四頭筋の３つの筋肉にアプローチ!

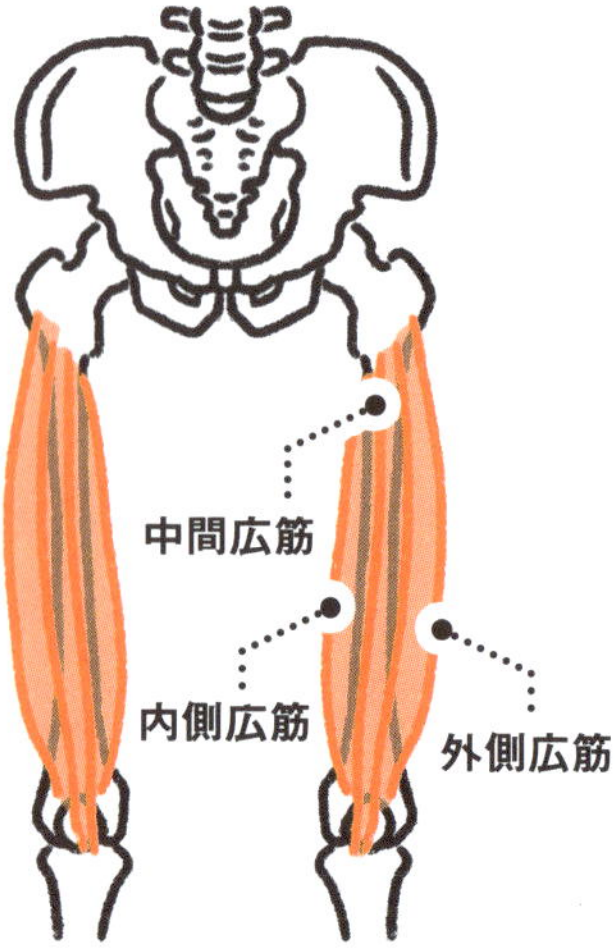

筋肉にアプローチ

インナーマッスルである中間広筋《ちゅうかんこうきん》、外側広筋《がいそくこうきん》、内側広筋《ないそくこうきん》の3つが、ひざのお皿を正しい位置に動かしてくれる筋肉。そこでこの3つを絆創膏で刺激します。

絆創膏の貼り方

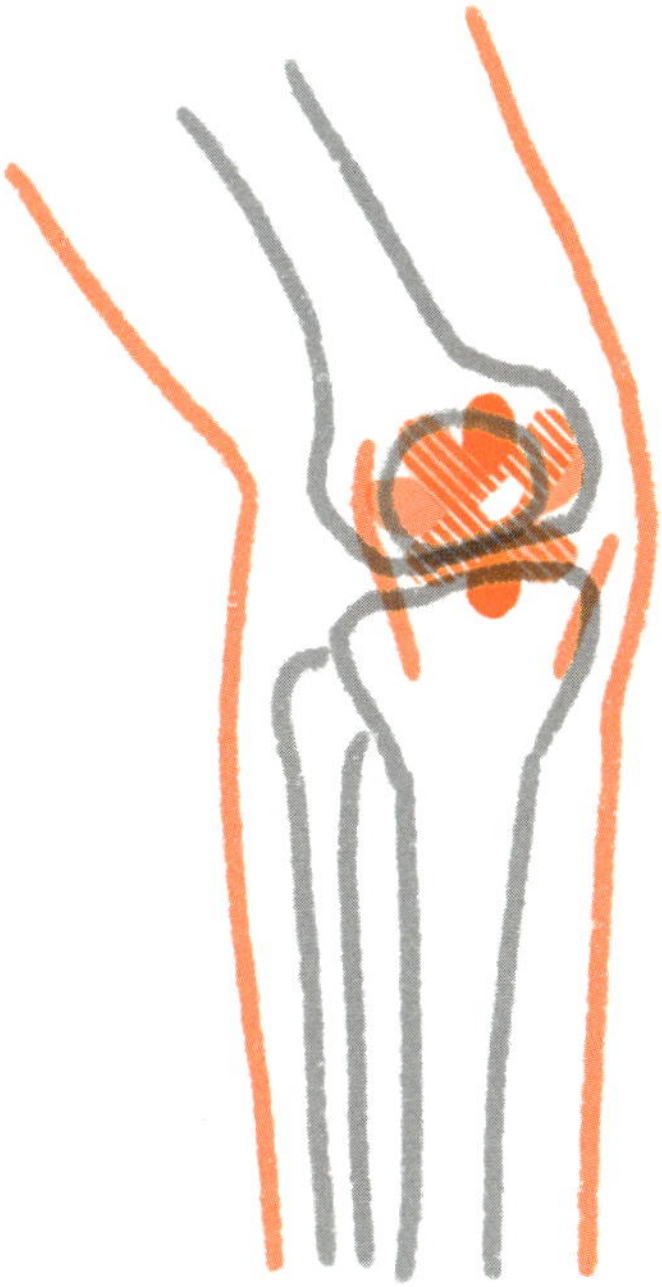

右ひざ

お皿の中心に絆創膏の中心がくるように、①お皿上部から下に、②お皿の内側上部から外下方へ、③外側上部から内下方へ、④内側から外側へ絆創膏を4枚貼っていきます。

お役立ち情報

膝蓋骨は動きやすい！

私たちの体内には空中に浮いている骨が2つあります。1つは肩甲骨で肋骨の上に浮いています。もう1つはお皿と呼ばれる膝蓋骨で、この骨は太ももの骨（大腿骨）の上に乗っています。浮いているのは筋肉の伸び縮みによってコントロールされているからですが、位置がずれやすいので太ももの筋肉へのアプローチが重要になります。

ひざ痛②

ひざの裏が痛い

足を着地して蹴り上げたときに痛みが出る場合や、ひざを伸ばしたときにひざ裏が痛む人は、膝《しっ》窩《か》筋《きん》と呼ばれるひざの裏側の筋肉の働き不足が原因。

ひざが痛い原因

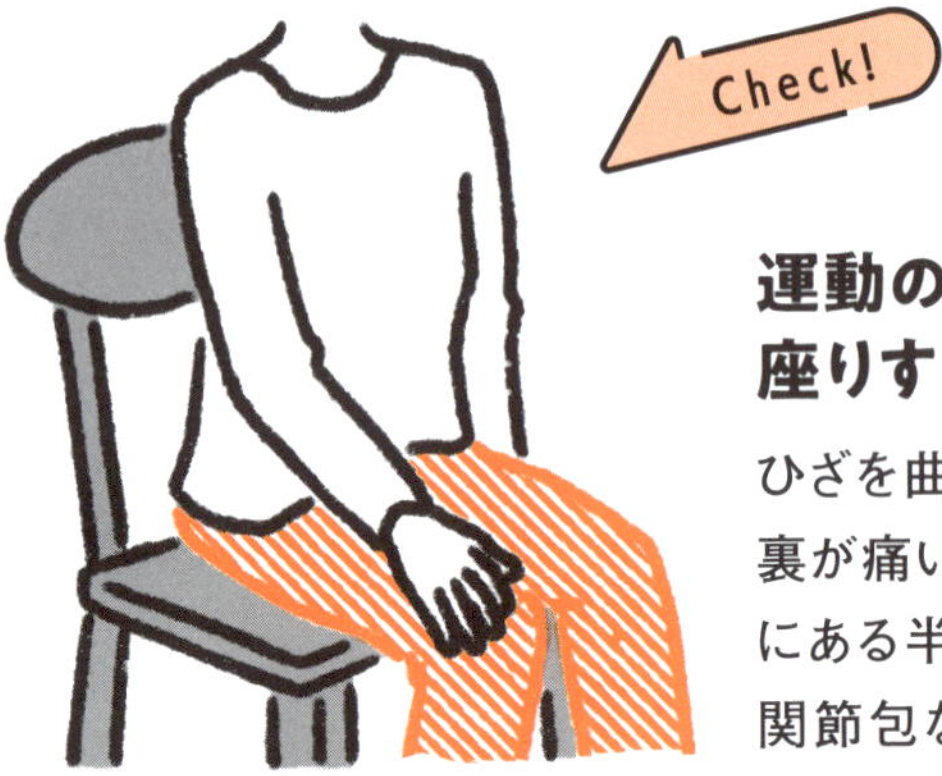

座った状態でひざを曲げたときにひざ裏に痛みが生じないかを確認します。

運動のしすぎや座りすぎ

ひざを曲げたときにひざ裏が痛い人は、ひざ裏にある半月板や脂肪、関節包など軟部組織が関節に挟み込まれてしまうから。激しいスポーツや運動不足が原因です。

膝窩筋にアプローチ!

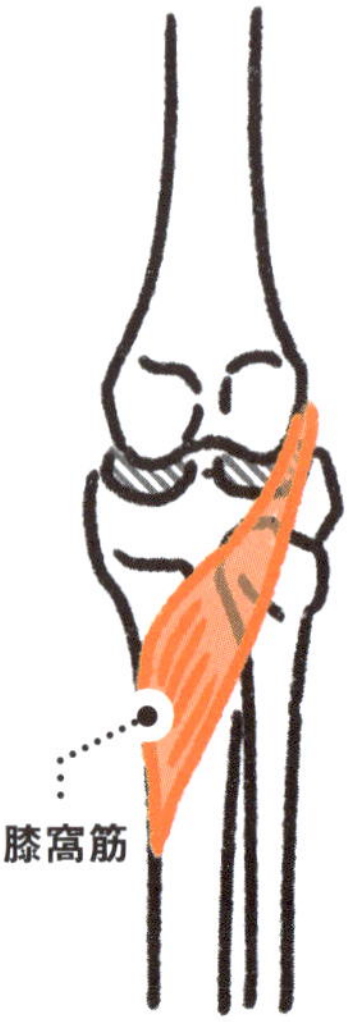

筋肉にアプローチ

ひざの裏にある筋肉の膝窩筋は、半月板を引き出してくれる筋肉。膝窩筋の働きが悪いと、ひざを曲げたときに半月板を引き出せず軟部組織の挟み込みが生じます。

動画はコチラから!

絆創膏の貼り方

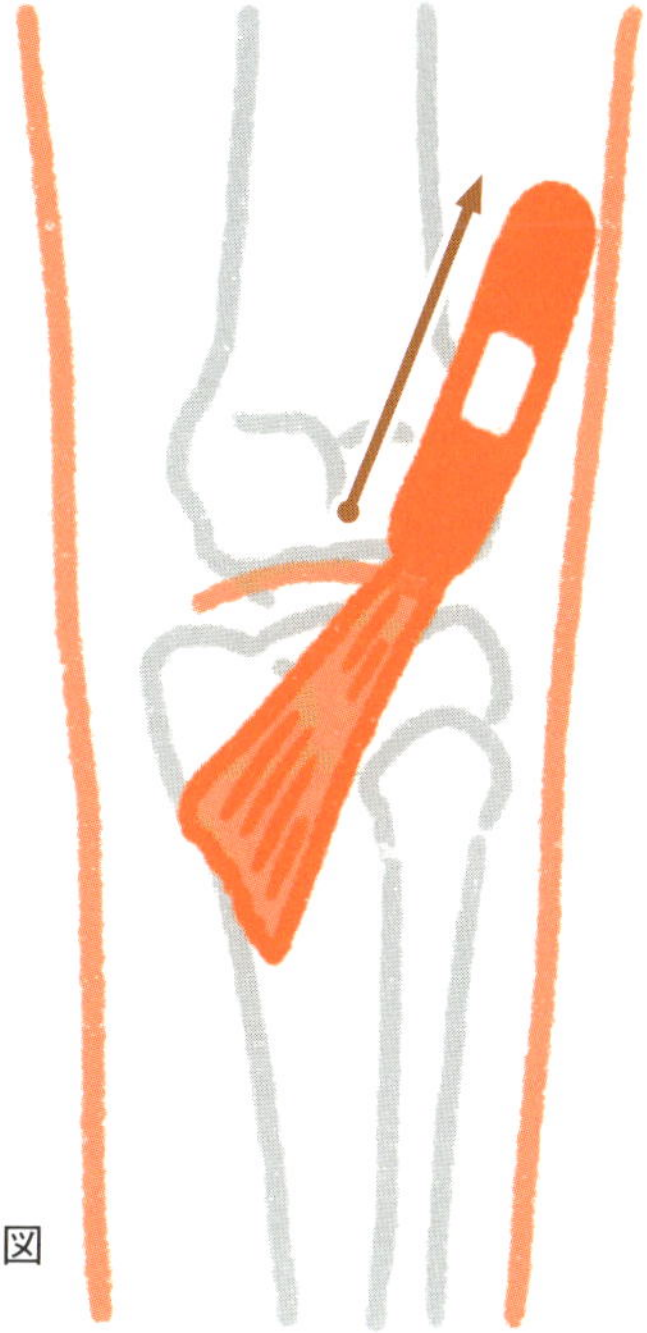

膝窩筋はひざの裏側の骨近く、深層部にあります。ひざを曲げたときのひざの外側の中心を起点に、さらに斜め45°上に向かって伸ばすように絆創膏を貼ります。

右ひざを裏から見た図

お役立ち情報

ふくらはぎの影響も！

下半身に体重をかけた状態で体をひねってもひざに力が加わるので、この動きがひざ裏の痛みの原因になることもあります。この場合は、ふくらはぎの回旋不足で半月板に負担がかかるのが要因です。運動初心者や高齢者でも半月板にダメージを与えるケースがあるので注意が必要です。

ひざの内側が痛い、痛くてあぐらがかけない人は、ひざから腰にかけて付いている鵞足筋《がそくきん》が原因です。

ひざが痛い原因

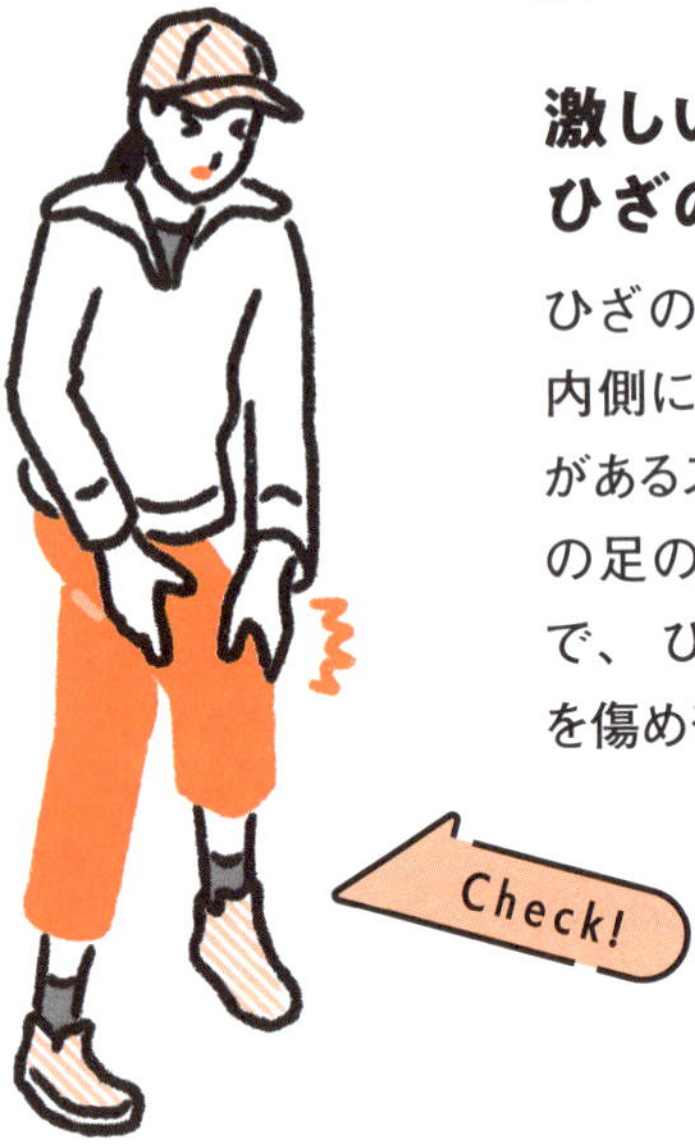

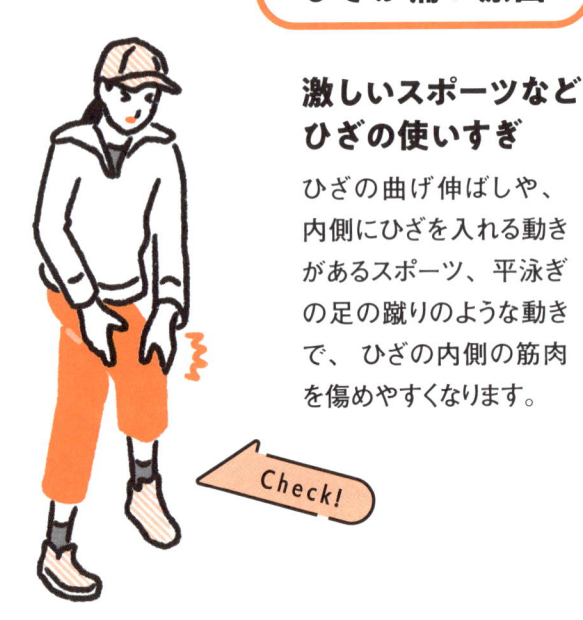

激しいスポーツなど ひざの使いすぎ

ひざの曲げ伸ばしや、内側にひざを入れる動きがあるスポーツ、平泳ぎの足の蹴りのような動きで、ひざの内側の筋肉を傷めやすくなります。

鵞足筋にアプローチ!

筋肉にアプローチ

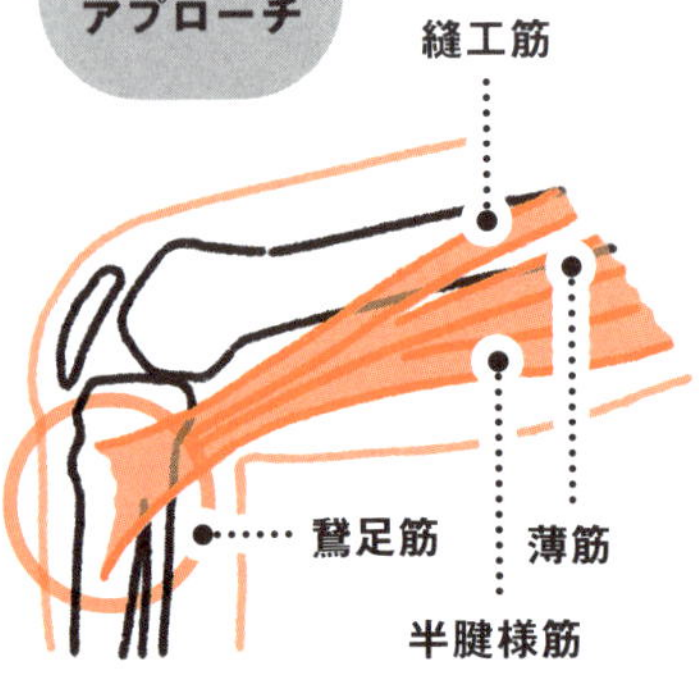

ひざ関節内側の下にある筋肉で、鵞鳥《がちょう》の足のように3本の筋肉（縫工《ほうこう》筋《きん》、薄筋《はっきん》、半腱様筋《はんけんようきん》）が付いていることから名前が付けられた筋肉。絆創膏でこの筋肉にアプローチしていきます。

動画はコチラから!

絆創膏の貼り方

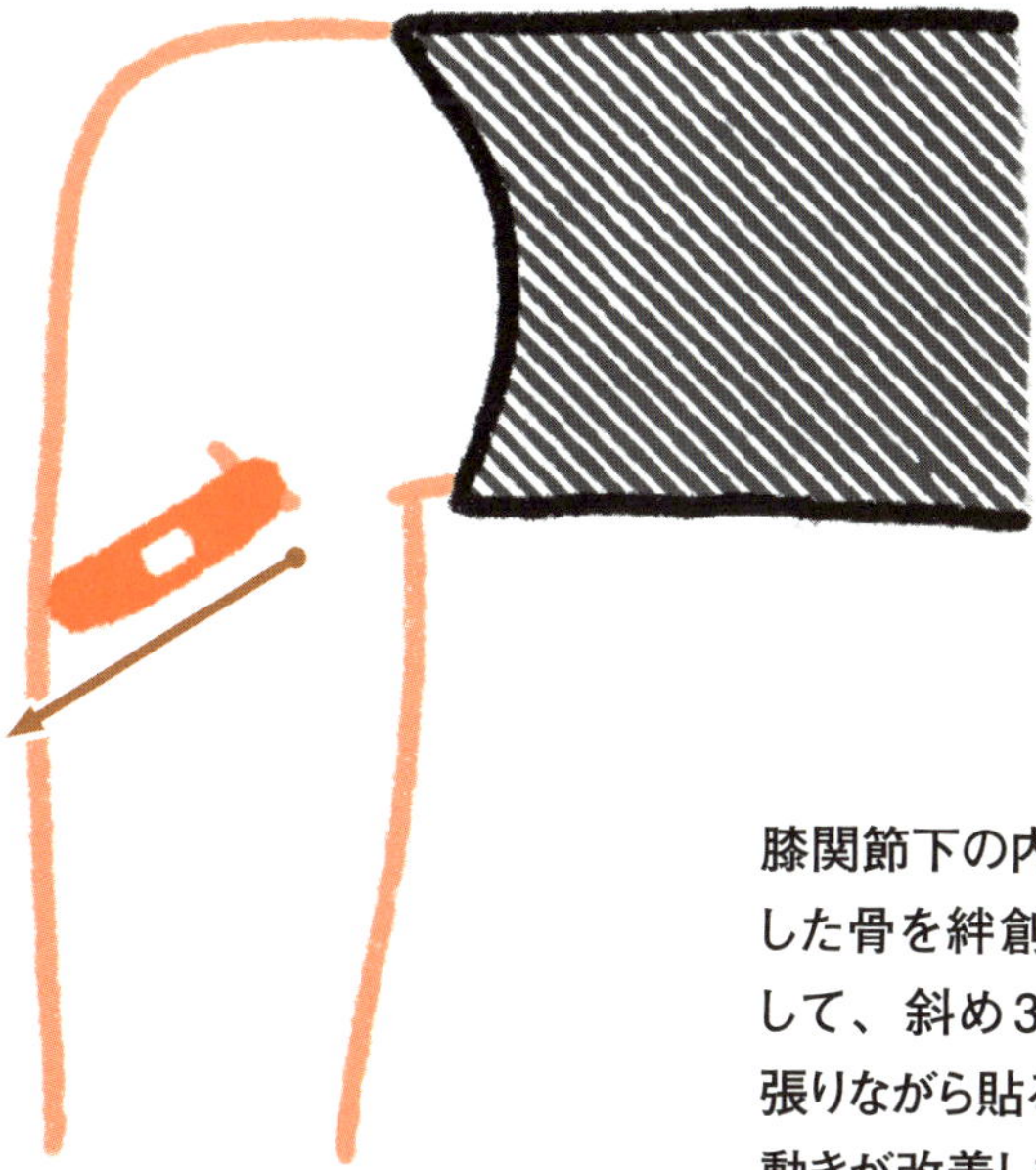

右ひざを内側から見た図

膝関節下の内側のコリコリした骨を絆創膏の起点にして、斜め30°下に引っ張りながら貼ると鵞足筋の動きが改善します。

お役立ち情報

女性は下着にも注意！

鵞足筋の中でも縫工筋は骨盤の前の出っ張り部分まで続いている筋肉です。女性用の骨盤矯正ベルトや補整下着など骨盤をガチガチに固めるものは、縫工筋の動きを悪くするので、着用のしすぎには気をつけましょう。

足裏の痛み①

センサーの働き不足

足裏のアーチの痛みのほか、かかとやすねに痛みがある、外反母趾《がいはんぼし》がある人は、まずは足裏のセンサーの活性化を！

動画はコチラから！

足裏の痛みの原因

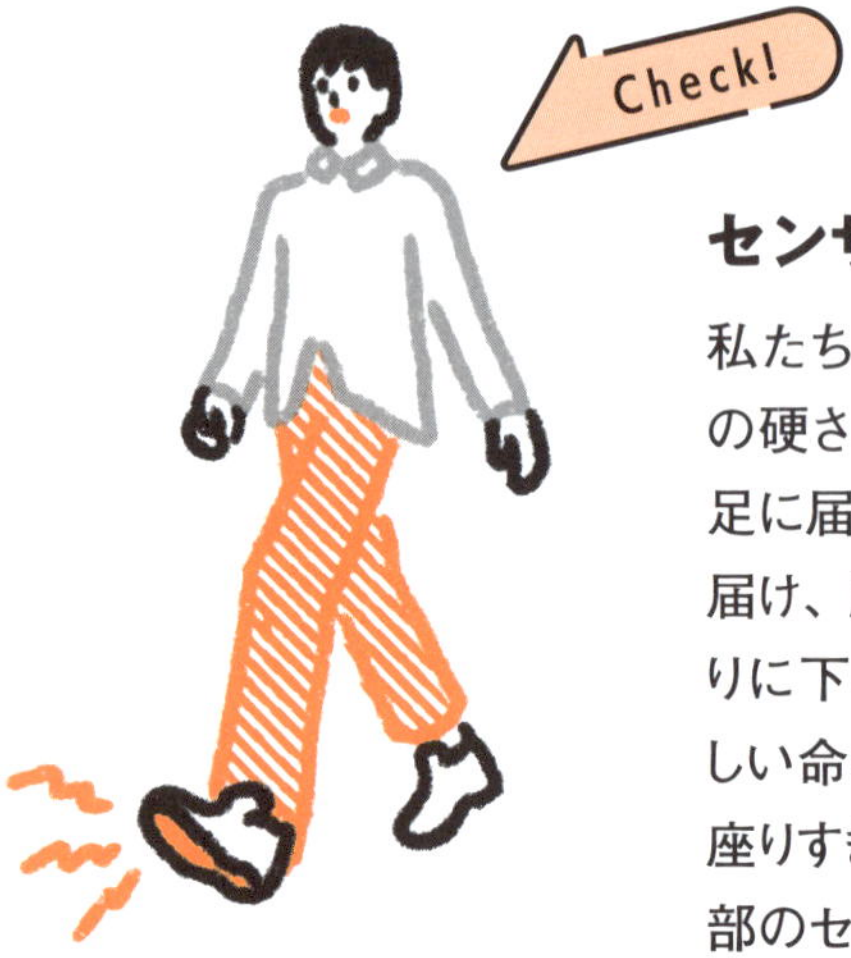

歩き始めの第一歩の際に足の裏や下半身に痛みを感じないか確認しましょう。

センサーの反応不足

私たちは歩行時、地面の硬さ、スピードなど、足に届く情報を常に脳に届け、脳はその情報を頼りに下半身の筋肉に正しい命令をしています。座りすぎ、捻挫などで足部のセンサーが働き不足になると、脳の指令が乱れ、足のあらゆるところに不調が出ます。

舟状骨にアプローチ！

関節にアプローチ

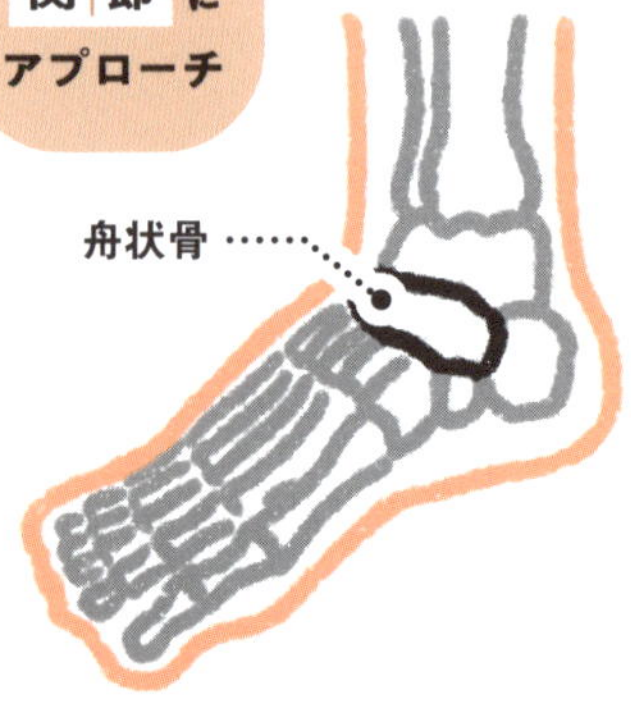

足の裏のセンサーを再起動するには、足の中心となる足根骨《そくこんこつ》と呼ばれる骨の中の舟状骨《しゅうじょうこつ》を活性化していきます。これにより歩行時にかかとが着いた瞬間や、体重が乗りきった瞬間の痛みを改善します。

絆創膏の貼り方

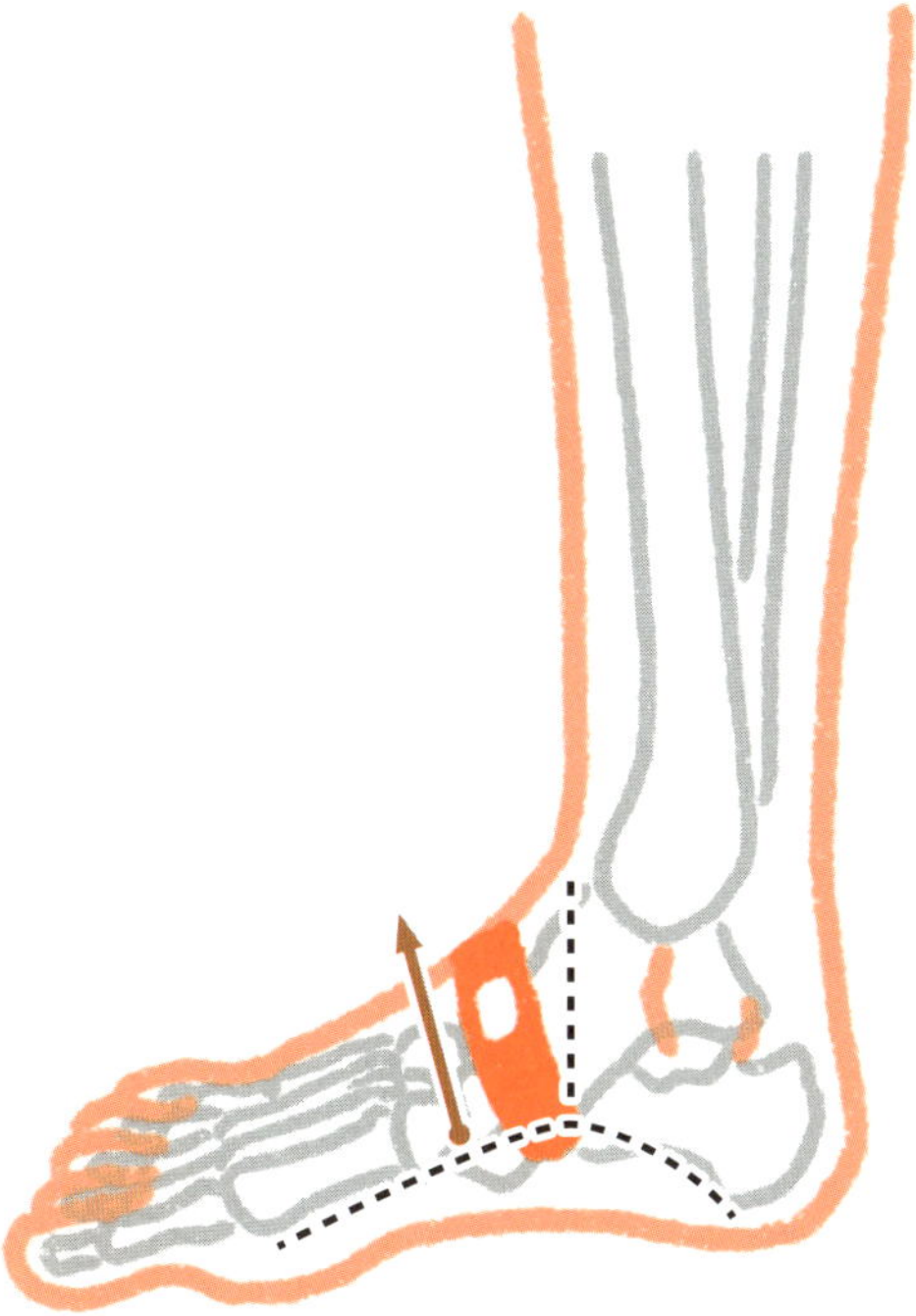

右足を内側から見た図

足の内くるぶしの前側からそのまま下がったところで、内側のアーチの頂点とぶつかったところが絆創膏の起点です。そのまま上に引き上げるように貼ります。

お役立ち情報

足にはセンサーが密集

足はたくさんの小さい骨によって構成されています。つまり、それだけ関節があり、センサーも密集しているということ。これらのセンサーを総称し「メカノレセプター」と言います。足裏の痛みのみでなく、股関節痛、膝関節痛がある人も、まずは最初にこの貼り方を試すのがおすすめです。

足裏の痛み②

筋肉の働き不足を解消

第一ステップとして「足裏の痛み①」でセンサーを活性化した後は、筋肉の動きをサポートし、さらに足裏の痛みを改善していきます。

動画はコチラから！

足裏の痛みの原因

扁平足やハイアーチ

土踏まずがない扁平足や、土踏まずがありすぎるハイアーチは、足裏のアーチを支配する筋肉が上手に使えていないため。すねやかかとの痛み、足底腱膜炎《そくていけんまくえん》や外反母趾などあらゆるトラブルの原因に。

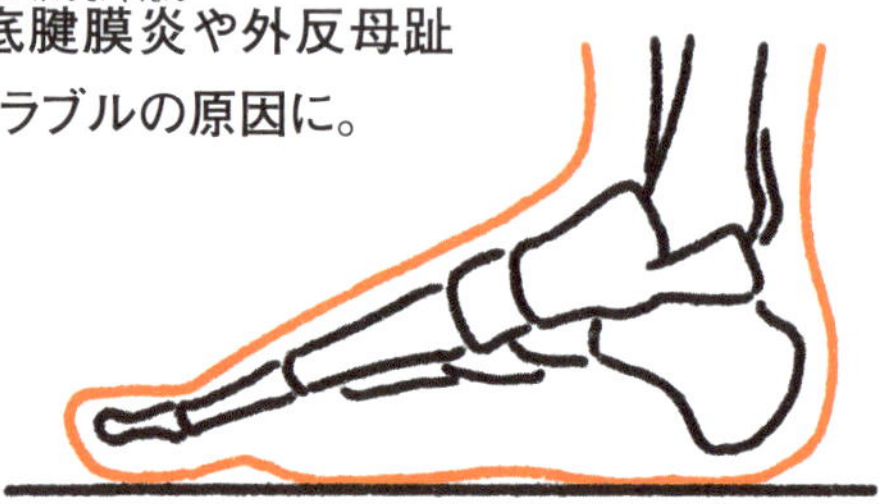

長腓骨筋にアプローチ！

筋肉にアプローチ

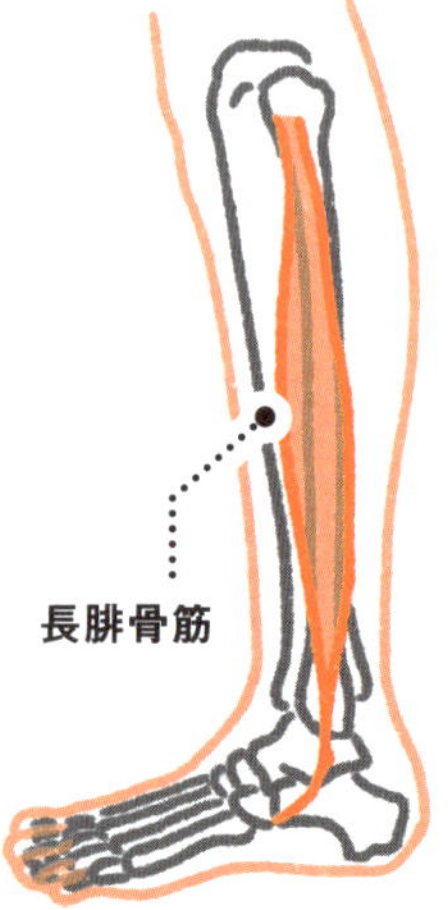

長腓骨筋《ちょうひこつきん》は、ひざ下の外側、細い骨に沿って付いている筋肉のこと。ふくらはぎの内側からくる後脛骨筋《こうけいこつきん》と長腓骨筋が足の裏で集合し、足裏のアーチをコントロールしています。

絆創膏の貼り方

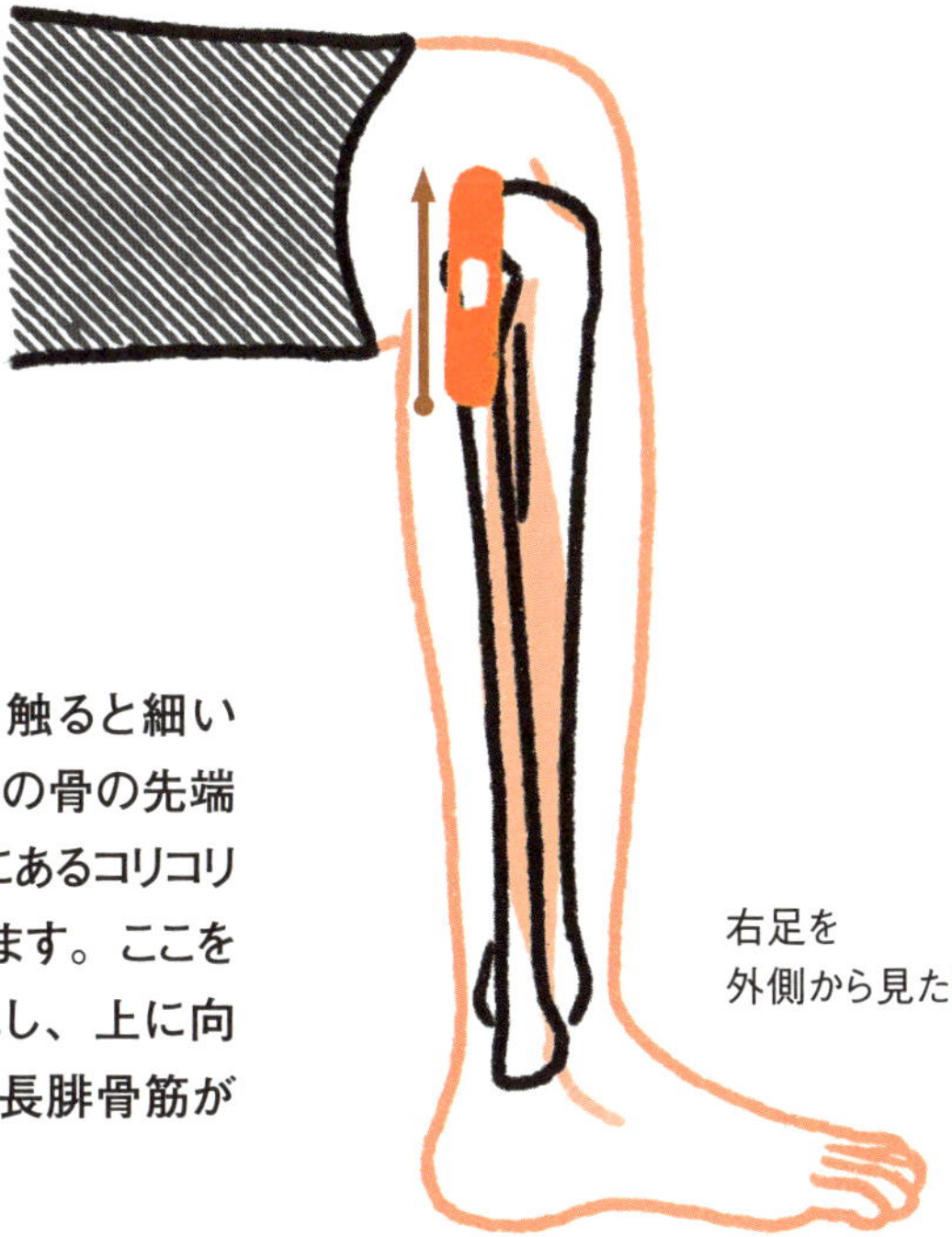

右足を
外側から見た図

ひざ下の外側を触ると細い骨があります。その骨の先端は、ひざの近くにあるコリコリとした部分になります。ここを絆創膏の起点にし、上に向かって貼ることで長腓骨筋が伸長されます。

お役立ち情報

扁平足に注意！

つま先からかかとへの縦のアーチだけでなく、親指側から小指側への横のアーチも重要な働きをしています。横のアーチがつぶれると、中指・薬指の根元の神経が地面に圧迫されてしびれが出るモートン病などになることもあります。

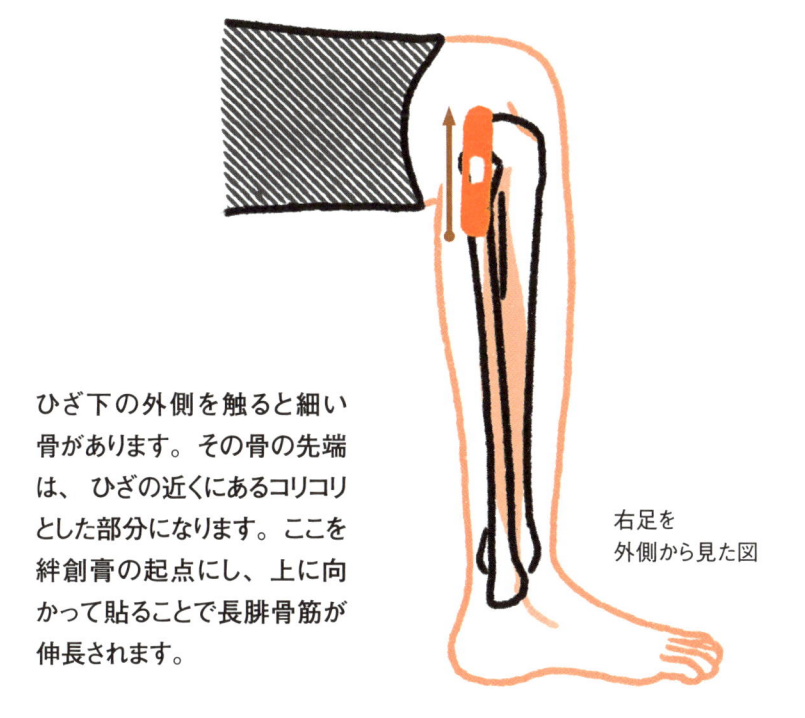

＋αトレーニング

股関節トレーニング

股関節を開きたい人へ

股関節が硬くなるのは老化や、動かしすぎ・動かなさすぎが原因。硬いと無理に開脚することになり腰やひざなどに負担が。

動画はコチラから！

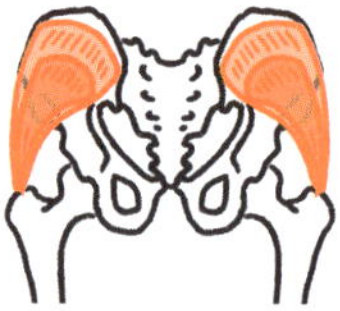

股関節がやわらかいと何がいいのか？

同じ姿勢を継続していたり、女性の場合は出産後に股関節の機能が悪くなる人もいます。股関節は骨頭《こっとう》というボールがしっかりハマった状態でツルツル動くことが大切です。しかしマッサージやストレッチで、ハマりを悪くしている人も。絆創膏を貼り筋肉が正しく動けば、鼠径部《そけいぶ》周りのリンパの流れもよくなり、お尻、下腹、太ももなど下半身がすっきりします。

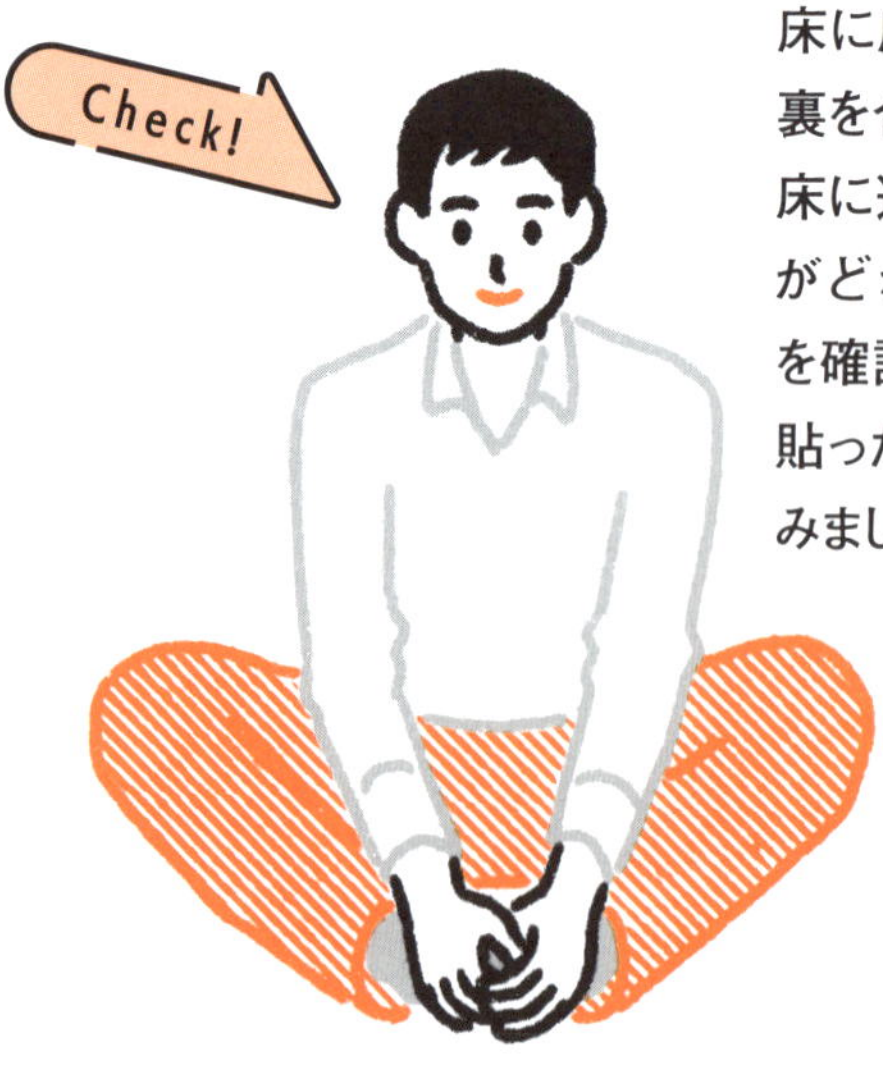

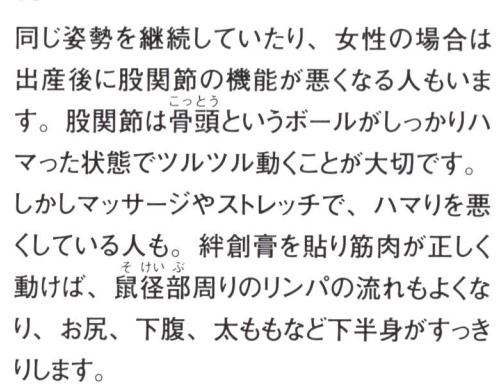

床に座り、足の裏と裏を合わせ、ひざを床に近づけます。脚がどれぐらい開くかを確認し、絆創膏を貼った前後で比べてみましょう。

絆創膏の貼り方

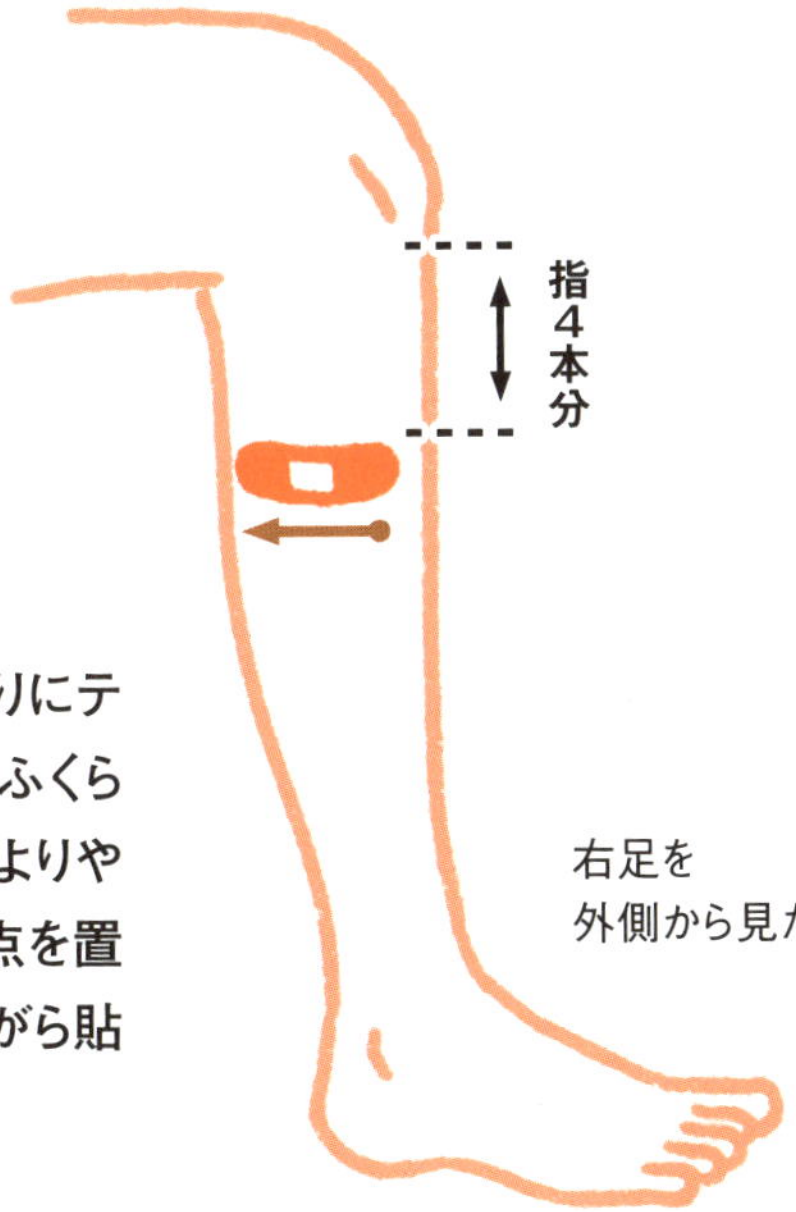

右足を
外側から見た図

絆創膏で皮膚に外回りにテンションをかけます。ふくらはぎの横、中央部分よりやや手前に絆創膏の起点を置き、後ろに引っ張りながら貼ります。

お役立ち情報

首こりもよくなる！

右側のふくらはぎに貼ると、右の回旋がよくなるので右の可動域がよくなります。私たちの全身の皮膚は膜（ファシア）でつながっています。スパイダーマンのスーツを着ているようなものなので、一部の引っかかりを取ることで、離れた場所に効果が出ることもあります。

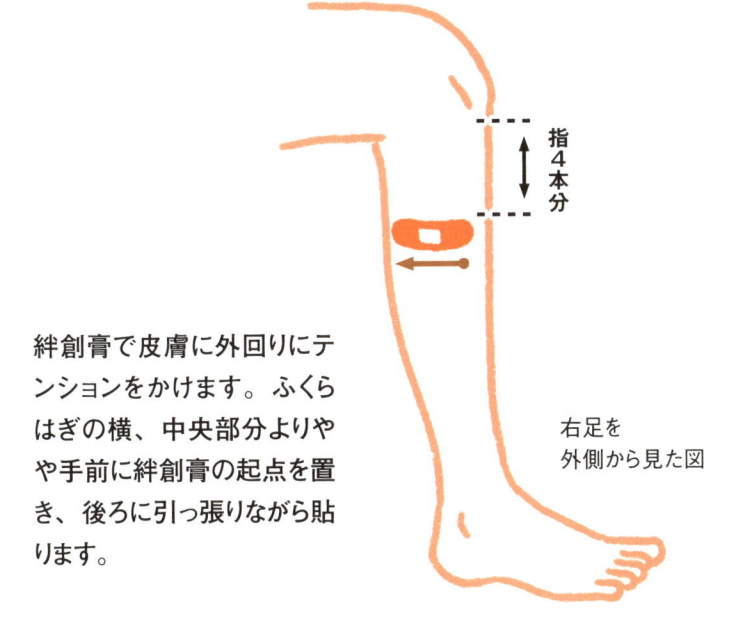

＋αトレーニング

一生歩けるようになる

膝蓋骨スクワット

女性は閉経後にホルモンバランスの影響で関節も痛みや変形などの問題が出がちです。足腰を鍛えることが大切です。

動画はコチラから!

まずはひざに重心をかけてみよう!

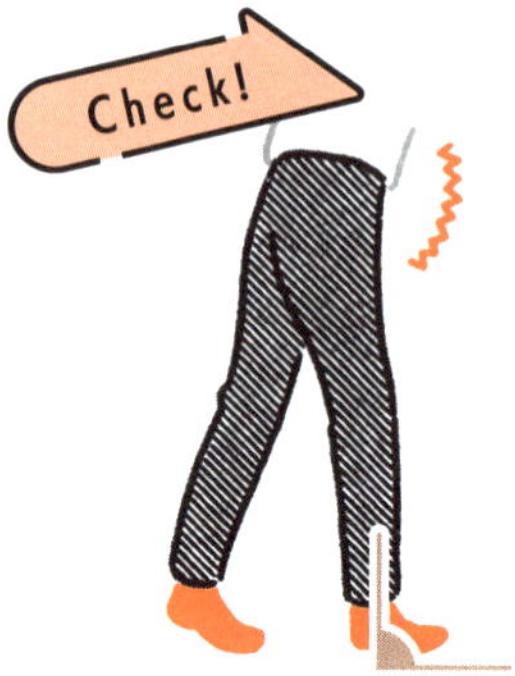

足首を90°に曲げ、ふくらはぎは地面と直角にした状態で重心をかけて戻します。このとき右足首の角度が乱れたり、股関節が曲がったり、反ったりする人は広筋の働きに問題あります。

1

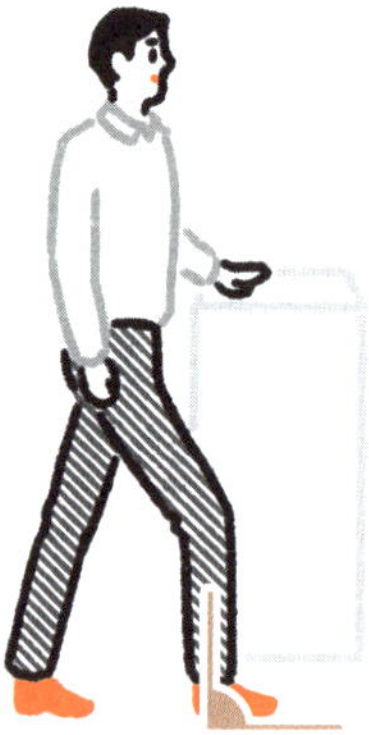

基本のスクワット

右足首を90°に固定し、右膝を30°ほど曲げます。左足は右足より後方に起き、足裏全体で立ちます。

膝蓋骨スクワットって?

私たちは歩くとき、膝蓋骨(お皿)を引き上げて膝関節を安定させています。この動きができるのは、膝蓋骨の上の広筋という筋肉があるから。この広筋が働かなくなると、ひざ痛や産後の腰痛、変形性股関節症、脊柱管狭窄症などを引き起こします。膝蓋骨スクワットは、一般的なスクワットより安全かつラクに広筋を働かせることが可能です。

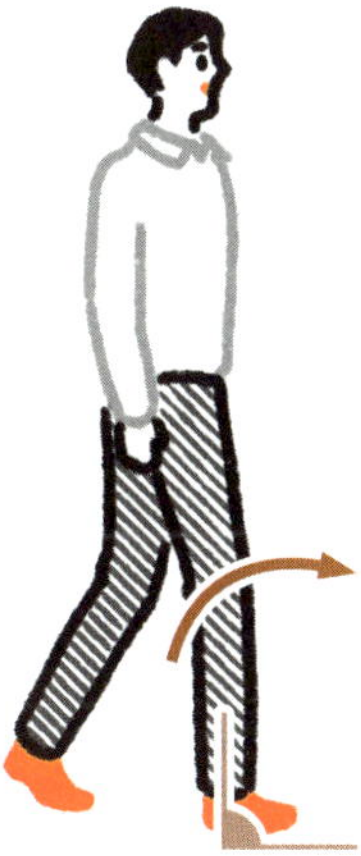

右足首を90°に固定したまま右足に体重をかけます。このとき左足は脱力しておきます。

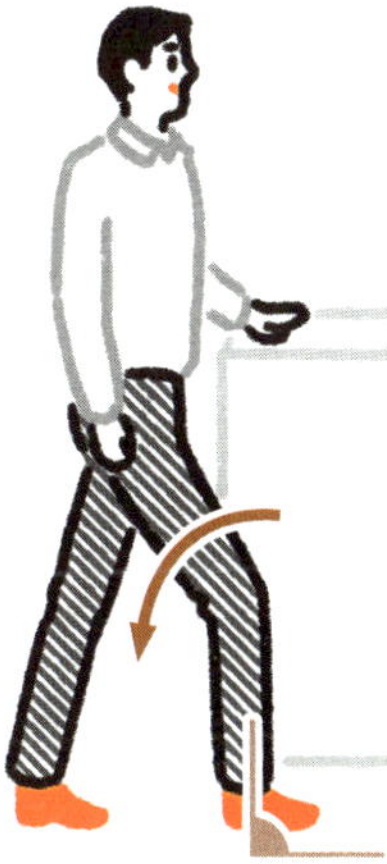

2の状態からゆっくり5秒かけて1に戻します。左足も同様に行います。

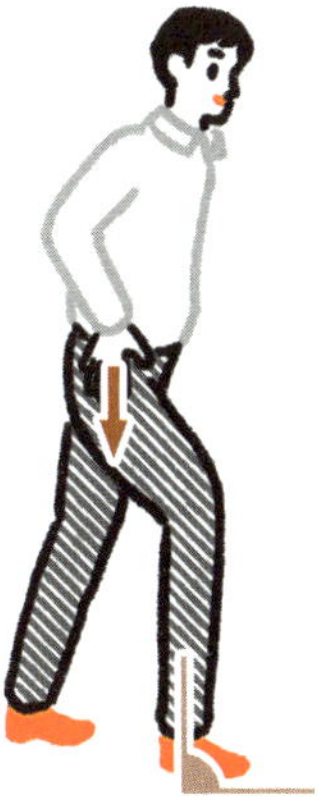

腰の付け根が痛い人

右手で右側の骨盤を下げて、左手で左側の骨盤を上げて行います。腰や内転筋がほぐれ股関節の動きがよくなります。反対側も同様に。

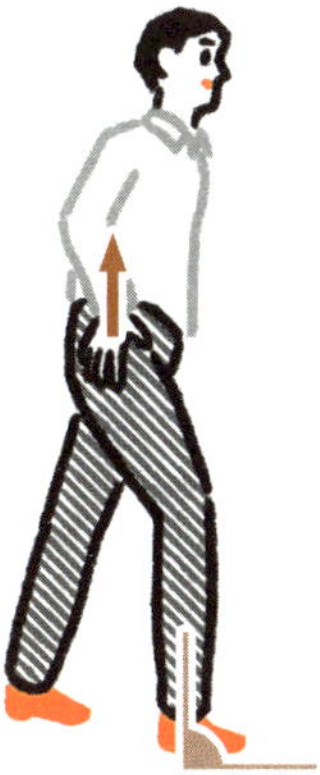

荷重時に足腰が痛む人

右手の平で右側の骨盤を持ち上げます。ふらつく人は左手をテーブルに。ふらつきがない場合は、左手で左側の骨盤を下げて行います。反対側も同様に。

+αトレーニング

血管年齢を若くする N《エヌ》O《オー》トレーニング

血流が悪くなると細胞に十分な栄養（酸素・エネルギー）を運べず臓器が弱くなったり最終的には脳梗塞や心筋梗塞にも。

動画はコチラから！

山内流NOトレーニングって？

1998年にノーベル賞を取った発明理論に基づき私が考案したトレーニングです。血管の中の血流が加速すると、老化を防ぐ物質NO（一酸化窒素）が出ると言われています。そこで筋肉を収縮して血管を締め付け、一気に筋肉を緩めて血管を拡張させ血流をよくします。

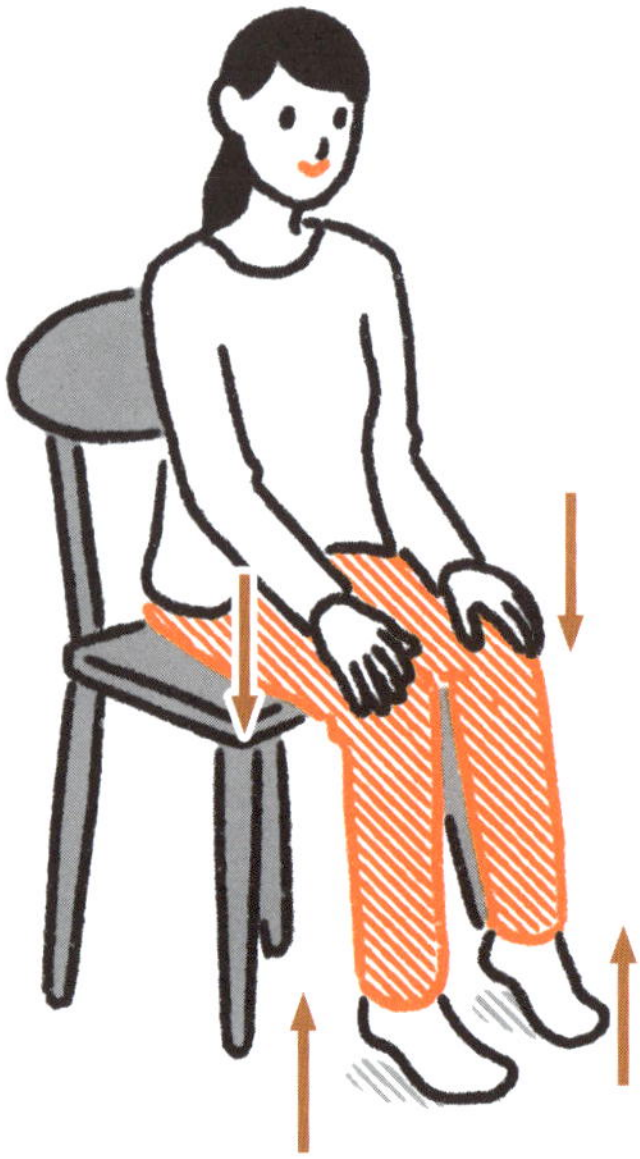

1

全身トレーニング

椅子に座ったまま、両かかとを持ち上げます。両手をひざの上に置き、持ち上がらないように押さえます。10秒たったら一気に緩めます。これを3回繰り返します。

2

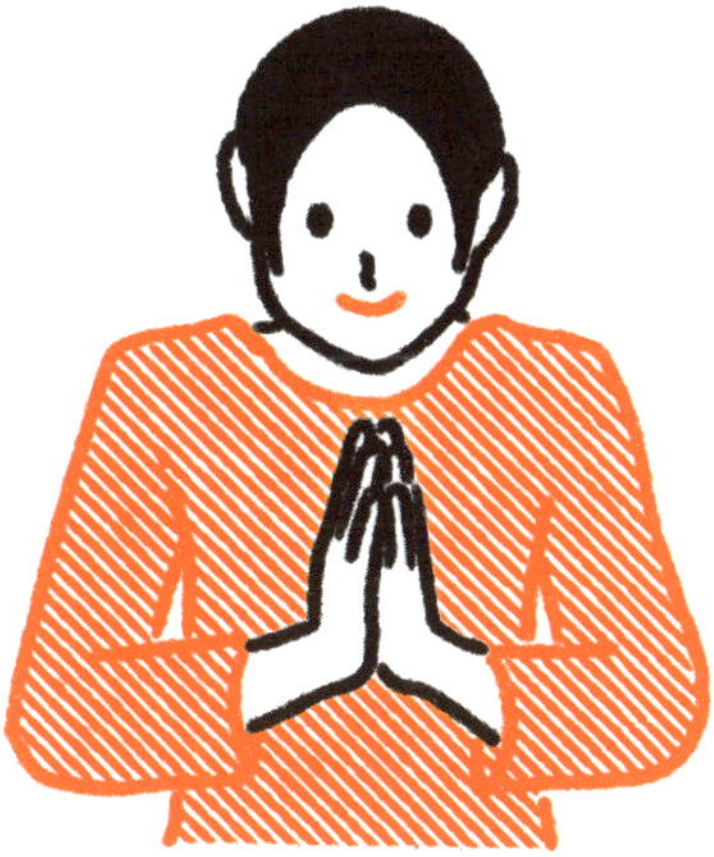

上半身トレーニング

両手を胸の前で合わせ、両方の手をお互いに押します。10秒間、口から息を吐き続けます。腕・お腹の筋肉を働かせ、10秒たったらすばやく手を離します。これを3回繰り返します。

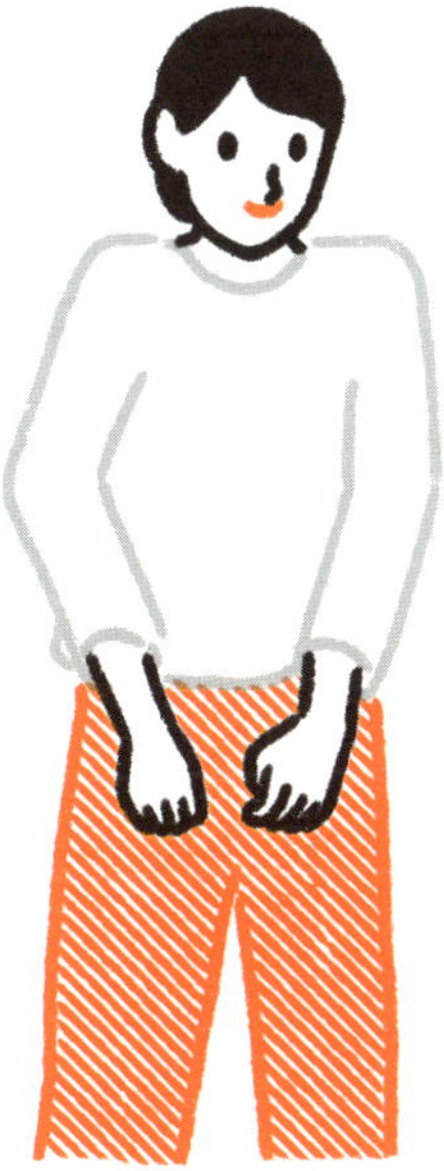

3

下半身トレーニング

鼠径部には大腿動脈という下半身を巡る動脈があります。そこで立った状態で鼠径部にげんこつを押し当て、下半身への血流を少し止めます。10秒止めて、パッと手を離します。

鼠径部は太もも
の付け根部分

Column ❸

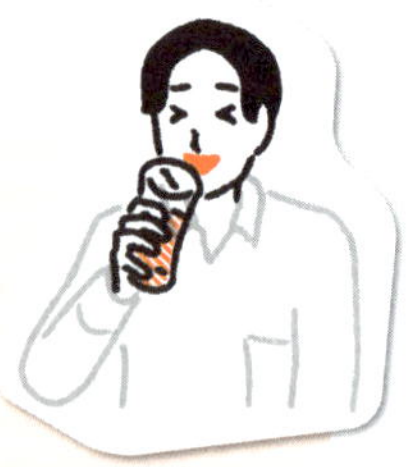

お酒の飲みすぎで股関節が働かなくなる!?

変形性股関節症など、股関節の問題は女性に多いのですが、逆に男性に多いのが股関節のボール（大腿骨頭）部分が壊《え》死《し》して潰れてしまう大腿骨頭壊死です。これは骨頭への血流障害が原因ではないか？と言われていますが、いまだに明確にはなっていません。

ただ、アルコールやカフェインの摂取しすぎが原因とも言われており、俳優の坂口憲二さんや千原ジュニアさんなどが手術をされてニュースになりました。

股関節の運動をして常に血流の流れを保つことが大切です。

第4章

自律神経による
トラブルを解決する

症状別

絆創膏の
貼り方

自律神経の乱れによる不調も絆創膏で改善できる！

自律神経とは、簡単に言うと脳と各臓器をつなぎ、心と内臓機能を調節するシステムです。自律神経は瞳孔の調節、心拍、血管拡張調整など全身に張り巡らされていますが、自分の意思でコントロールすることはできません。

自律神経には2つの役割があり、日中や活動的なときに優位に働く交感神経と、リラックスしているときや夜に優位になる副交感神経があります。

この交感神経と副交感神経を、1日の中でバランスよく切り替えながら生活をすることで、ストレスなく過ごすことができます。しかし現代の生活は、デスクワークで座りすぎやスマホの見すぎ、各種ハラスメントなど交感神経優位な状態が続き、自律神経のバランスが乱れがちです。

結果、ストレスの身体表現として頭痛や腰痛、肩こり、うつ、内臓不調など病院に行っても原因がわからない不定愁訴が至るところに現れるのです。これらの症状は、病院で薬や各種処方を受けても改善せず、自身の身体や考え方が悪いんだと自分自身を責めてしまう方も少なくありません。

そんな乱れた自律神経を整える方法は存在するのでしょうか?

一つだけ方法があります。それは「呼吸」です。特に「呼吸数」を意識することが重要です! 私たちの自律神経は呼吸の速さに左右されています。例えばイライラしているときは、必ず呼吸が速く回数が多くなって交感神経優位になってしまいます。そんなときに意識して呼吸をゆっくりすると、副交感神経が優位に働き、心も落ち着き冷静になることができます。

ところが、首や胸郭の関節や呼吸に使われる筋肉がガチガチに固まっていると、呼吸をさまたげ、ゆっくりとした呼吸ができません。そこで絆創膏整体の登場です。

絆創膏で呼吸数をコントロールすることで、自律神経の乱れが原因のさまざまな不調を解決することができるのです。

呼吸の回数が多いため

呼吸が浅い

自律神経が乱れると、深い呼吸ができないため
イライラしたり、夜に眠れないなど不定愁訴の原因に。

動画はコチラから！

呼吸が浅い原因

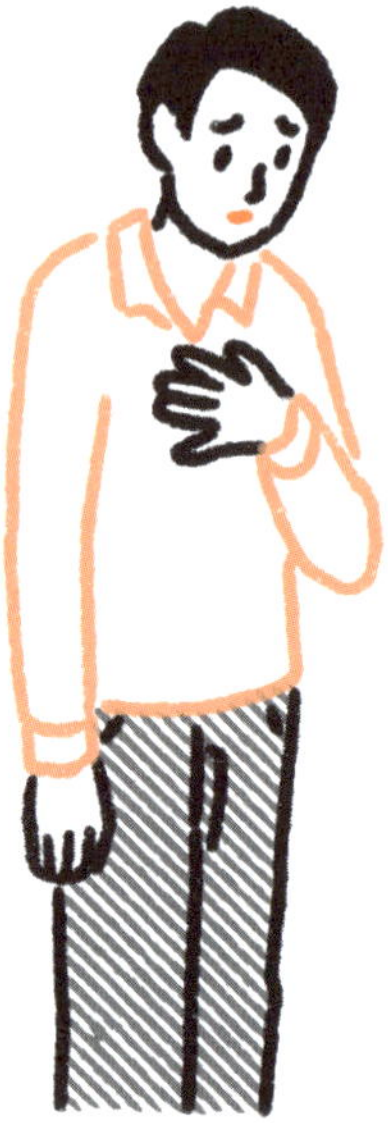

ストレスによる首呼吸

私たちはストレスや焦りがあると呼吸を速めて、自律神経を交感神経優位（攻撃的）にします。速い呼吸は首の筋肉が主に使われるので、ストレスが続くと首の筋がガチガチになり、ストレスがないときでも浅く速い呼吸になってしまいます。

胸鎖乳突筋にアプローチ！

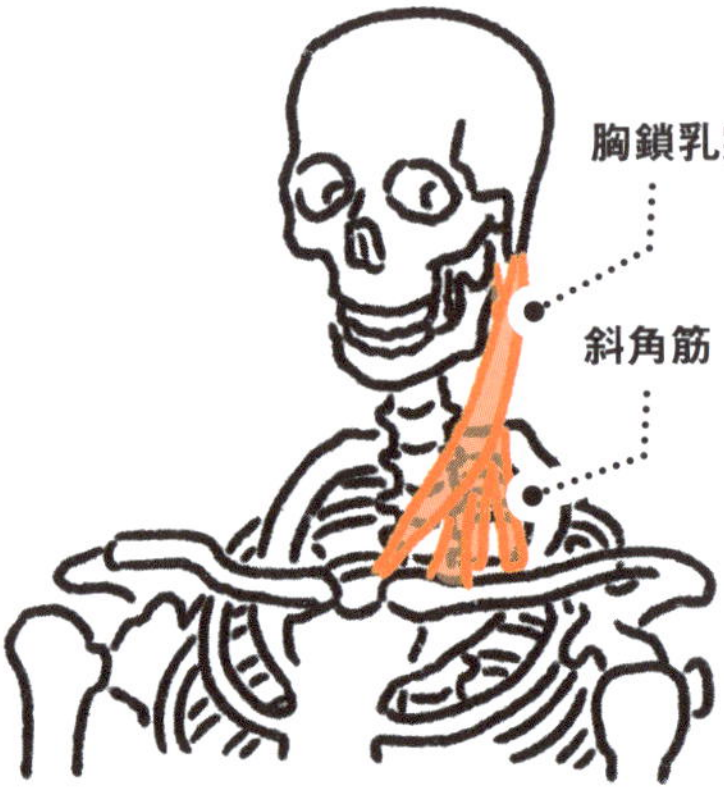

筋肉にアプローチ

首元で呼吸するため斜角筋や胸《きょう》鎖《さ》乳《にゅう》突《とつ》筋《きん》など首周りの筋肉がガチガチに。この2つの筋肉を緩めると胸郭全体で、大きくゆっくり息が吸えるようになります。

絆創膏の貼り方

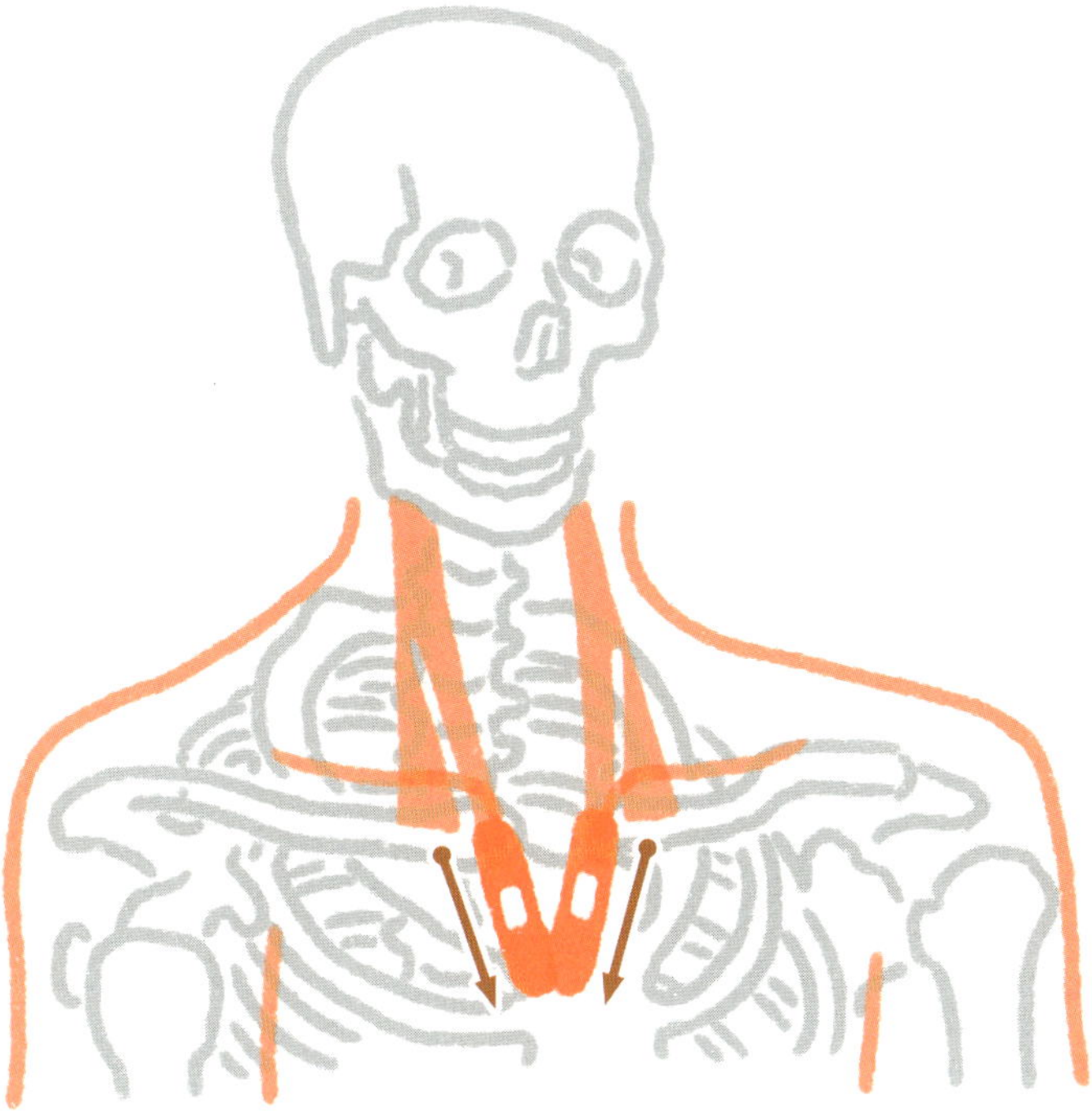

お役立ち情報

表情も穏やかに！

首の筋肉の緊張が取れるため、ストレートネックも改善。横隔膜の働きもよくなり、ゆっくりとした呼吸ができるので副交感神経も働くように。笑顔あふれる顔の表情、内臓機能、心の安定が得られます。

両鎖骨の内側端からおへそに向かってV字に貼ることで、胸鎖乳突筋が緩み、呼吸が深くゆっくりになります。「腕のしびれ（P60-61）」で紹介している斜角筋へのアプローチも、深い呼吸をするためには、おすすめの貼り方です。

睡眠時無呼吸症候群

10秒以上呼吸が止まる

睡眠中に何度も呼吸が止まる睡眠時無呼吸症候群も自律神経の働きが関係しています。熟睡できないため、昼間の活動にも影響が出ます。

動画はコチラから！

睡眠時無呼吸症候群の原因

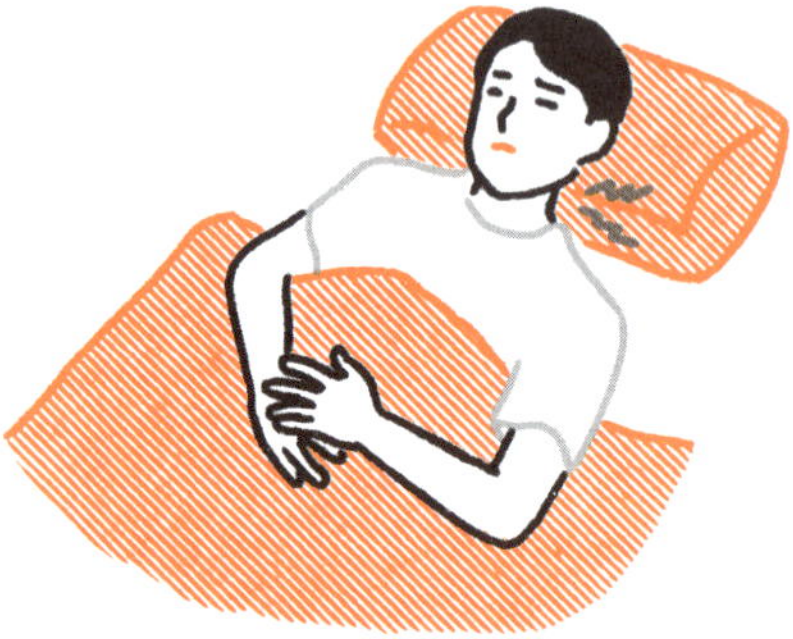

ストレートネックも

睡眠時無呼吸症候群は、自律神経の乱れはもちろんのこと、肥満やもともとの骨格、睡眠時の姿勢などさまざまな原因があります。さらに高さが合わない枕やストレートネックで気道がふさがれているケースも。

頸椎にアプローチ！

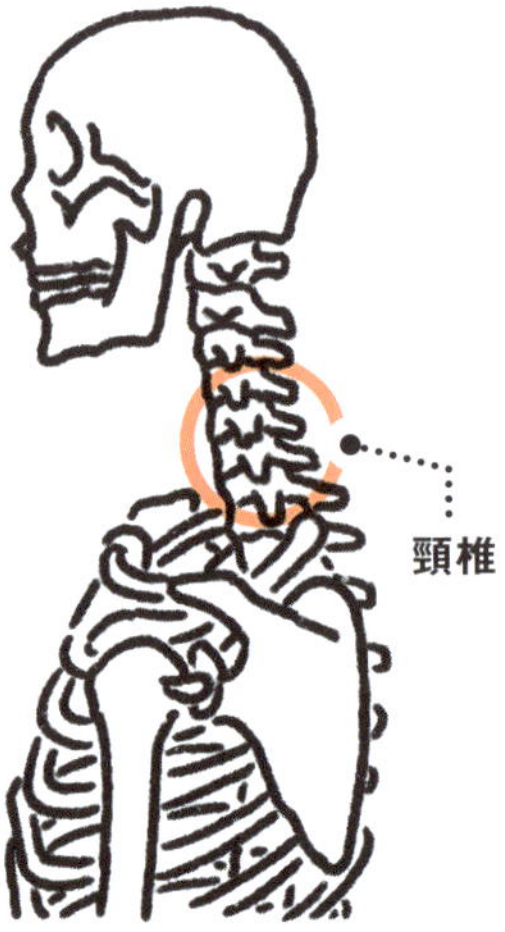

関節にアプローチ

頸椎は通常、前に軽く弯曲をしていますが、合わない枕などが原因で頸椎がストレート化し気道をふさいでしまいます。ここで絆創膏で頸椎の弯曲を整え、気道を確保していきます。

絆創膏の貼り方

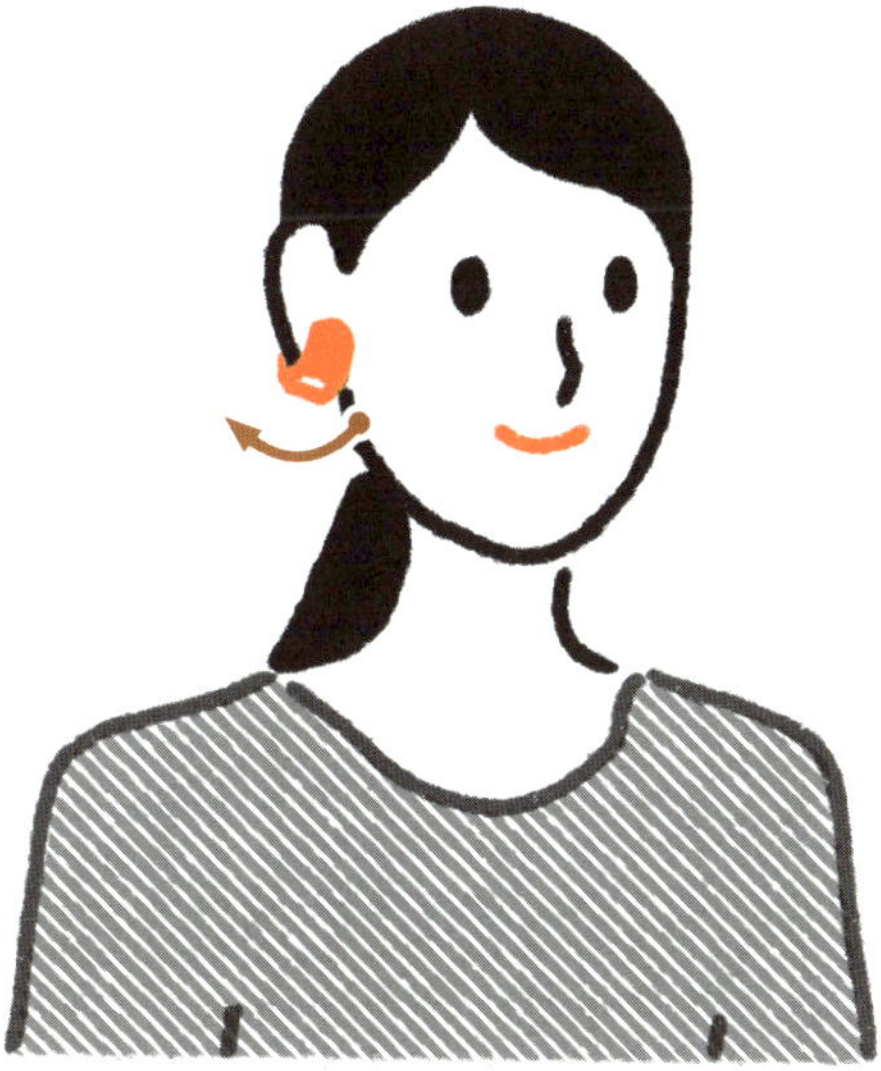

耳たぶの前側に絆創膏の起点を置き、ぐるりと後ろ側に貼ります。余った絆創膏は折ってOK。わずかに首が反ることで、気道がラクに。

お役立ち情報

頸椎に貼ってもOK

「首の痛み(P38-39)」で紹介している肋椎関節に絆創膏を貼るのもおすすめです。

＋αテク

肩甲舌骨筋を緩めるのも効果的

のど仏の骨と肩甲骨をつなぐ肩甲舌骨筋《けんこうぜっこつきん》が緊張すると気道が閉塞しやすくなり、こちらも睡眠時無呼吸症候群の原因に。そこで肩甲骨の外側から上に向かって45°首側に貼って肩甲舌骨筋を緩めます。

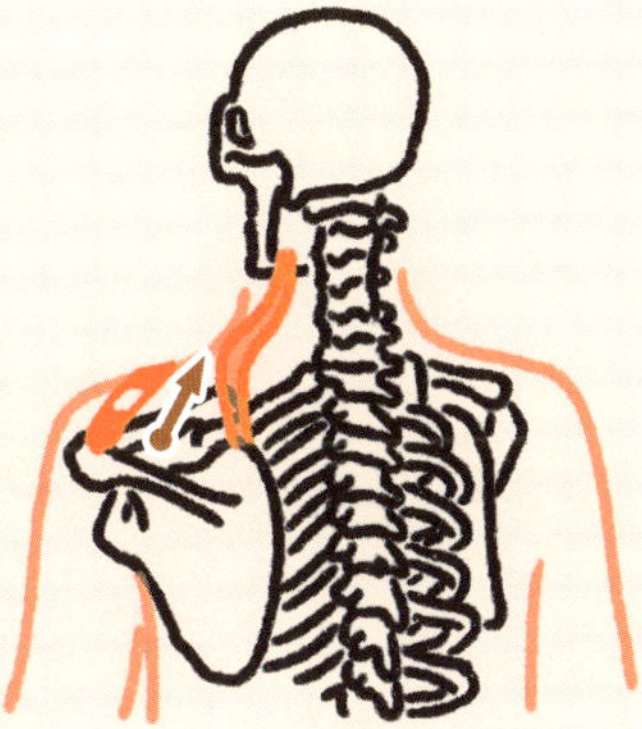

便が出ない、お腹が張る

便秘

3日以上便が出ずにお腹が張ったり、便が出ても残便感があったり。便秘を放置していると腸内環境が悪化し腸閉塞などを起こすことも。

便秘の原因

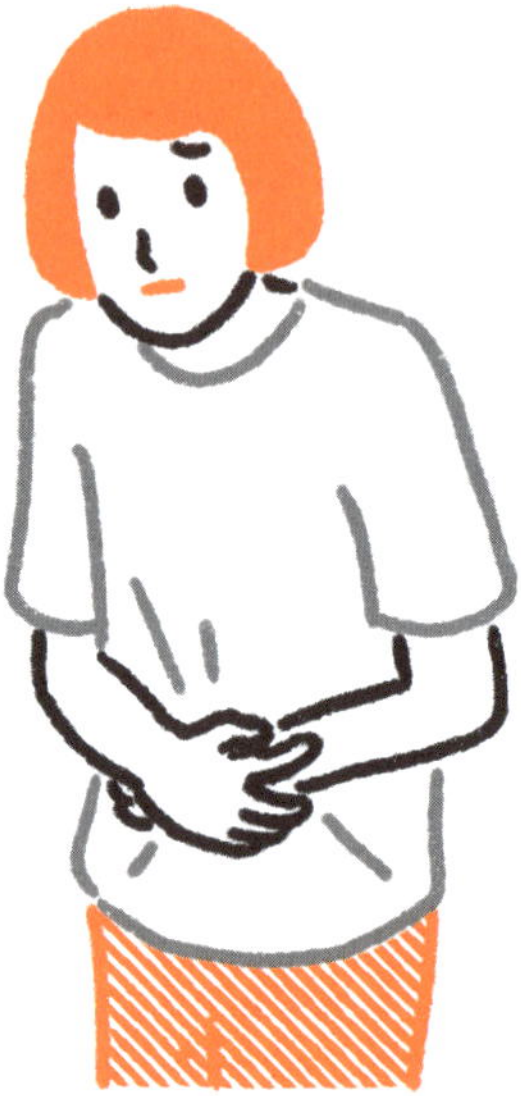

前傾姿勢ができてないことが原因に

運動不足、食物繊維不足など便秘の原因は多々ありますが、機能的な一番の原因は排便時の前傾不足の姿勢。通常の座った姿勢だと、排便ができないよう直腸の筋肉がロックをかけることに。前傾姿勢を取るようにすると、筋がゆるみ排便が促されます。

足三里にアプローチ！

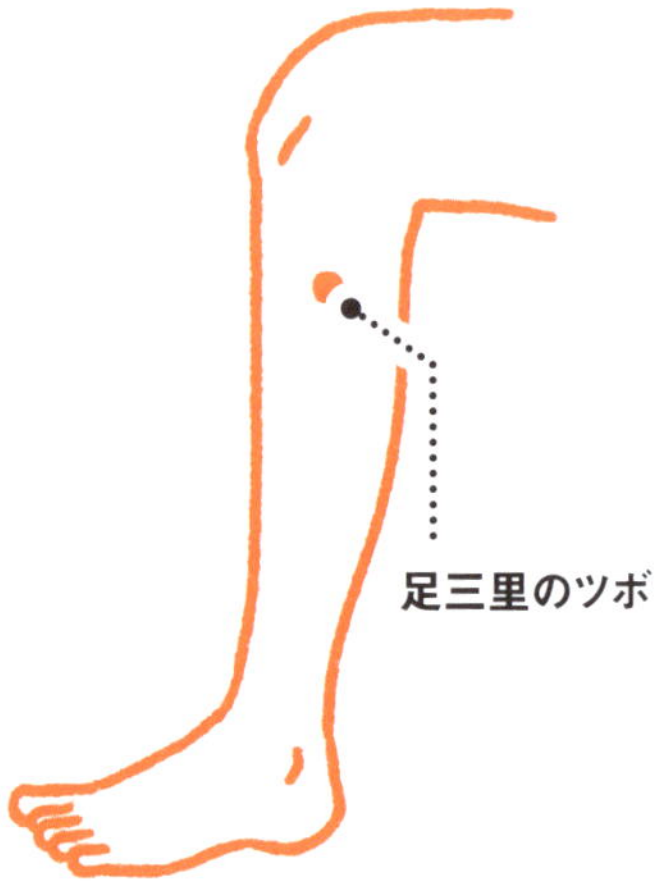

ツボ と 筋肉 に アプローチ

ひざの外側にある便秘のツボとしても知られる足《あし》三里《さんり》には、ちょうどツボの位置に前傾をするために重要な筋肉、前脛骨《ぜんけいこつ》筋《きん》があります。ツボと筋肉の両方を絆創膏で刺激します。

動画はコチラから！

絆創膏の貼り方

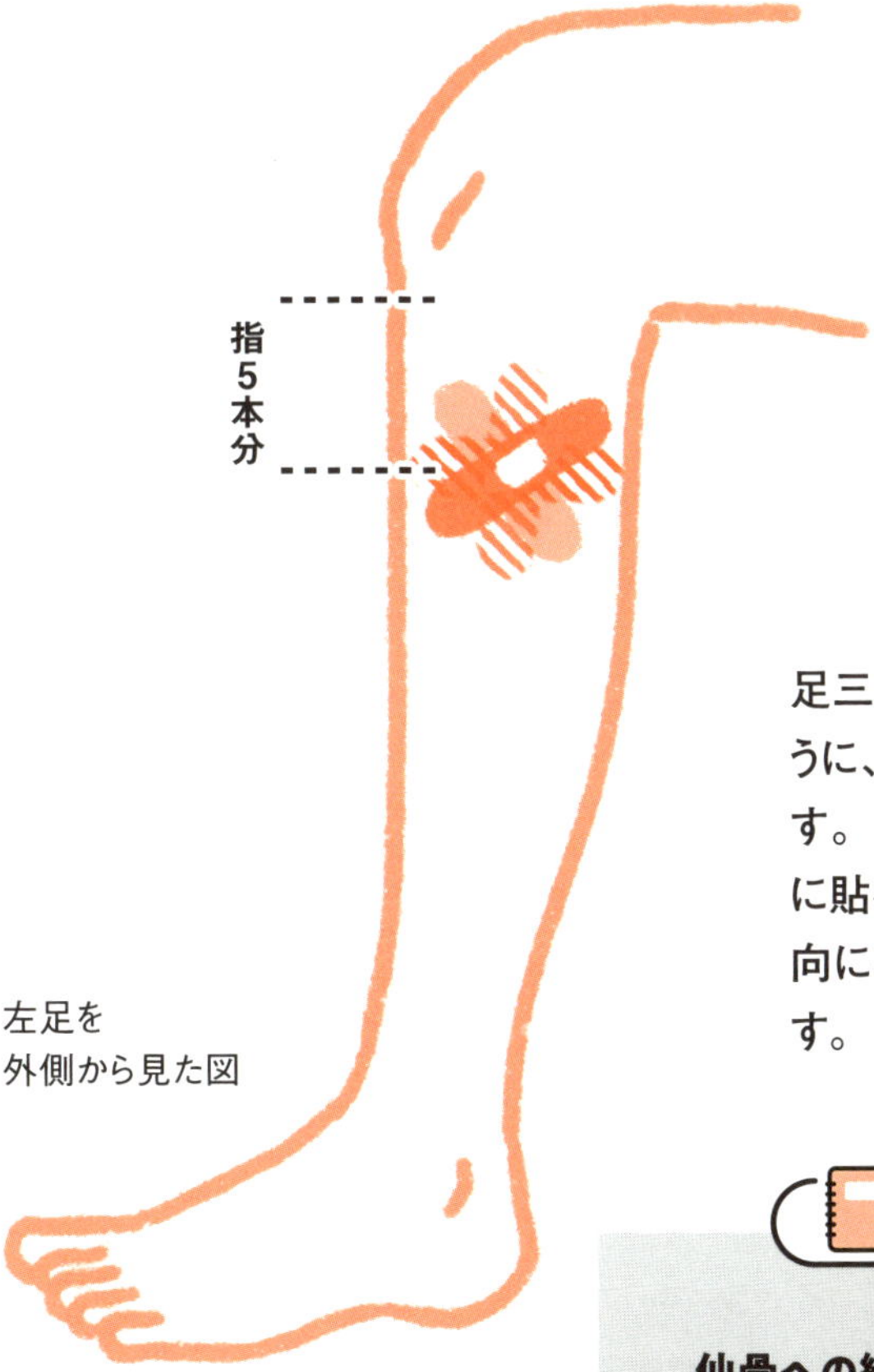

左足を
外側から見た図

足三里のツボが中心となるように、4枚の絆創膏を貼ります。縦、横、斜めに8方向に貼ることで、筋線維も8方向に引っ張られ活性化されます。

お役立ち情報

仙骨への絆創膏もおすすめ

「腰痛②（P70-71）」で紹介した仙骨関節へのアプローチも、前傾機能を保つのに役立ちます。足三里のツボと同時に、ぜひ仙骨にも絆創膏を貼ってみてください。

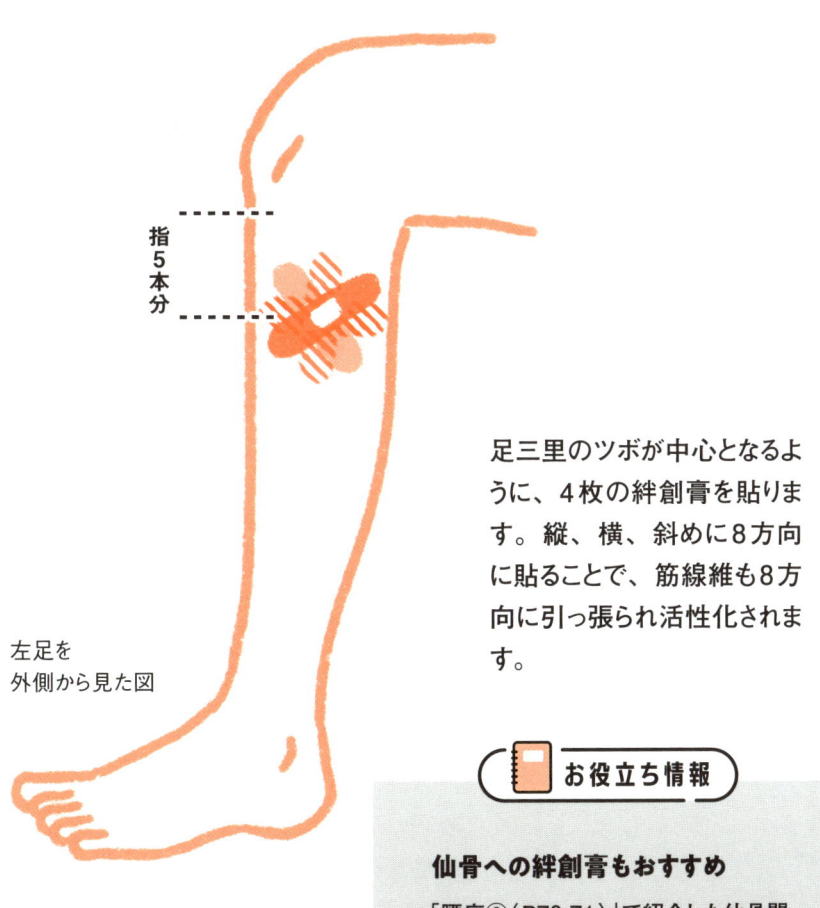

文字がボヤける

視力の低下

遠くの文字が読めなかったり、近くの文字がダブったり。
加齢だからと諦めないで！
視力を回復していきましょう。

動画はコチラから！

視力が悪い原因

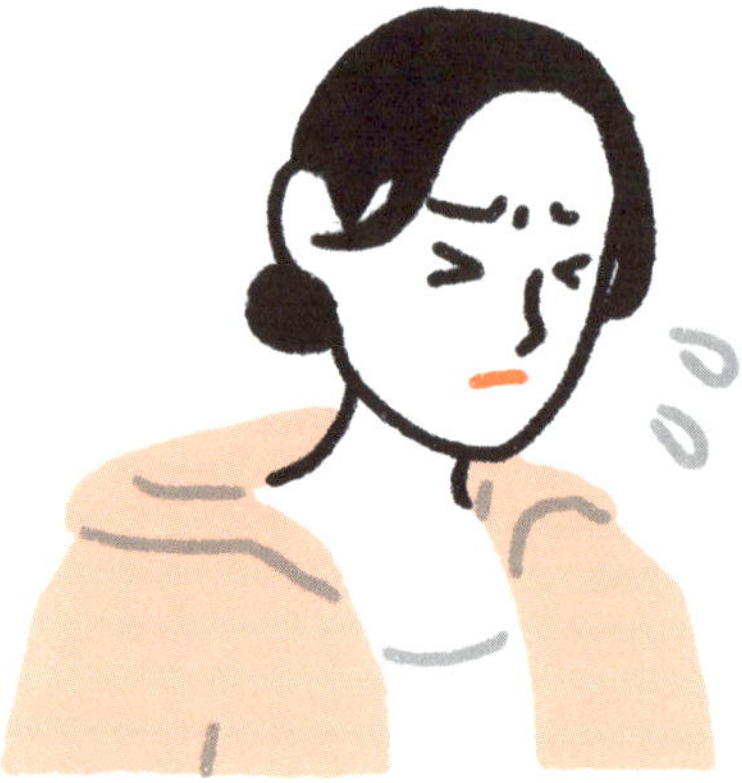

自律神経も重要！

交感神経と副交感神経のバランスが悪いとピントを合わせづらく視力も低下。特に現代人はPC作業で交感神経が優位になりがちです。

胸骨にアプローチ！

筋肉にアプローチ

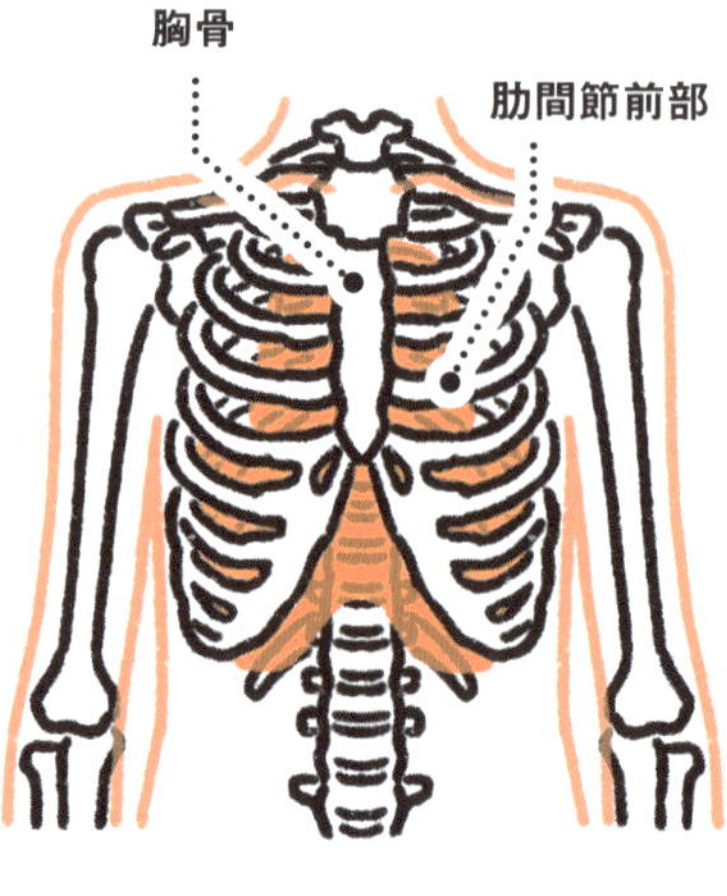

深い呼吸をするときには横隔膜が働きますが、安静時の呼吸は肋間筋の前部が活躍します。ここを刺激することで、ゆっくりとした呼吸ができ、副交感神経優位になり、自律神経が整います。

絆創膏の貼り方

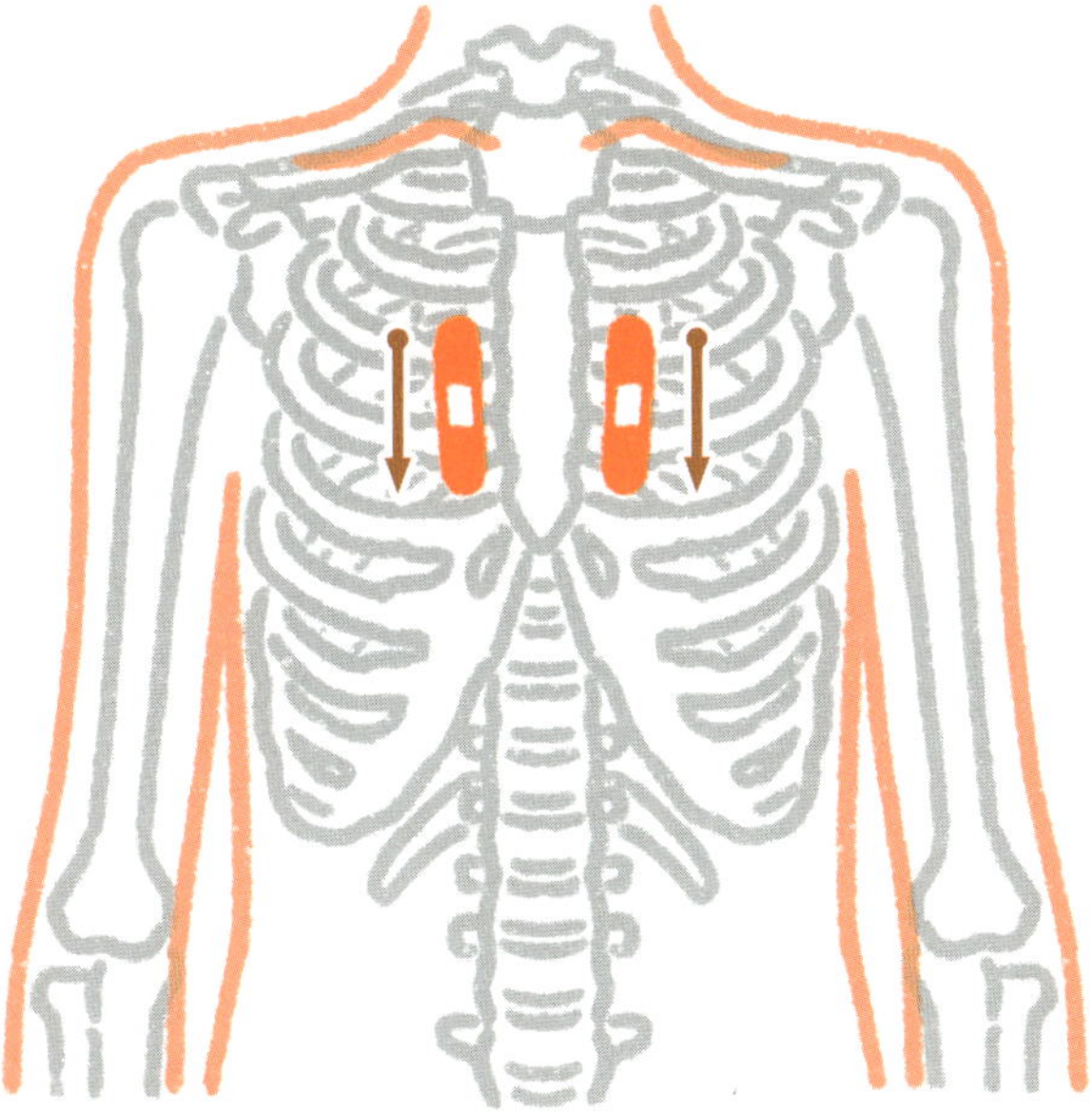

鎖骨の真下、中央の胸骨の両サイドの第2肋骨を起点に下向きに絆創膏を貼ります。これにより肋間筋のセンサーを刺激し安静時の呼吸がしやすくなり自律神経が安定。視力もよくなります。かぶれやすいので貼る時間は1分で。

+αテク

遠くも見るよう心がけを！

人間は本来、下を見るときはリラックスして副交感神経が優位に働きます。ところが現代人はPC作業で下を見るときも、焦って仕事をしているため交感神経が働いている状態。そこで遠くを見ながらゆっくり呼吸をして副交感神経を優位にすることが大切です。

Column ❹

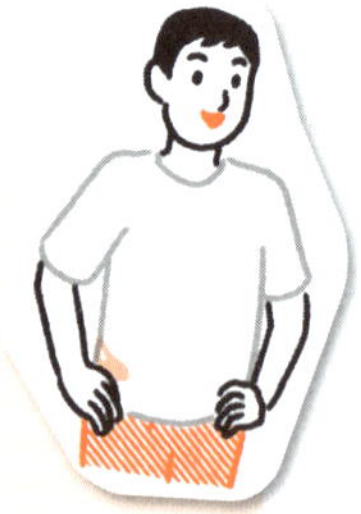

プニョ肉を解消！
絆創膏でダイエットも

「運動はしたくない。でもやせたい」。そんなずぼらさんにおすすめなのが、絆創膏を貼るだけで代謝がアップする「絆創膏ダイエット」です。これは74～75ページで紹介をした腹横筋にアプローチをする貼り方を行っていきます。

腹横筋が働くことで、腹巻きのように体幹を固定してくれるので、内臓を正しい位置でキープ。内臓の垂れ下がりによるぽっこりお腹を解消します。また、内臓機能がきちんと働くことで代謝がアップし、毒素の排出も可能になります。

第5章

美容&ダイエットに効果的

症状別 絆創膏の貼り方

目の周りのたるみ

老け見えの一番の原因

下まぶたがボテッとしてしまう目の周りのたるみは、疲れて見えたり、年齢より老けて見えてしまいます。

目の周りのたるみの原因

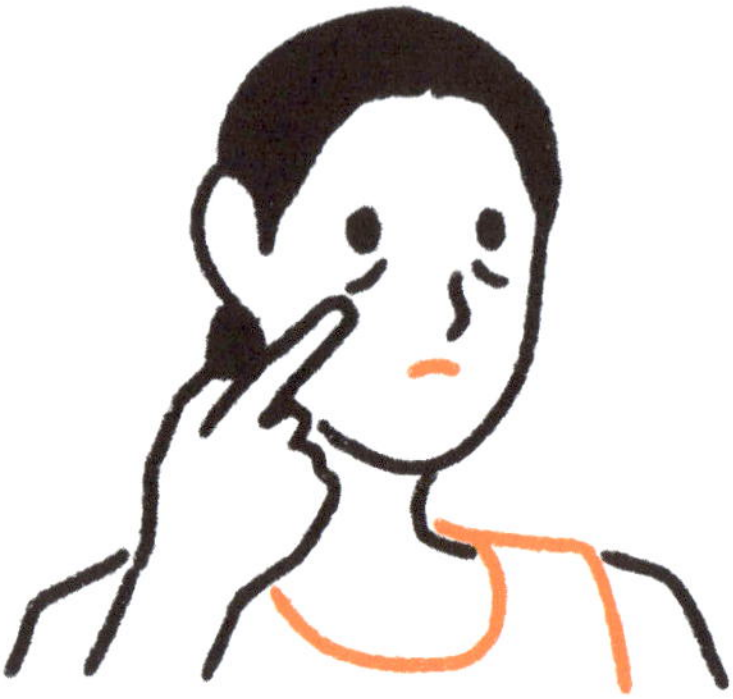

筋肉のこりが原因

老け顔の最大原因である目の周りのたるみ。加齢が原因だと思われがちですが、実はスマホやPCの見すぎによる目の周りの筋肉、眼輪筋《がんりんきん》がこり固まって下がるケースがほとんど。まばたき不足も一因です。

眼輪筋にアプローチ！

筋肉にアプローチ

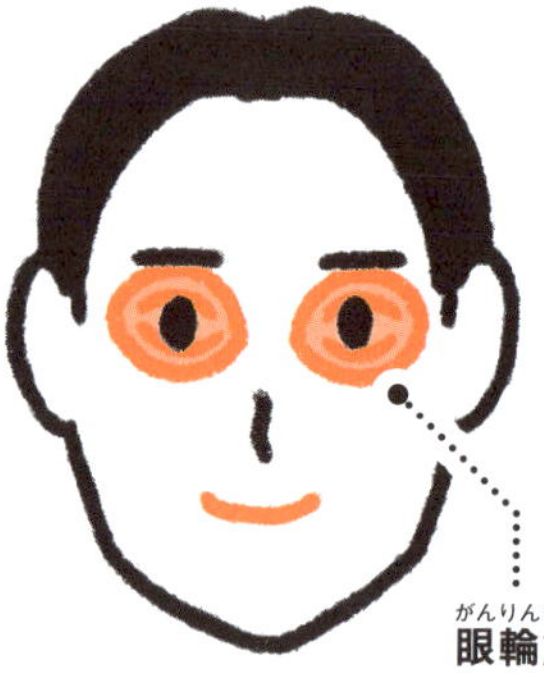

眼輪筋の線維は目の周りを覆うように横に走行しているので、目と同じ高さにある耳の部分を外側に引っ張る刺激をすると、センサーを起動できます。眼輪筋の働きが悪いと、目を開けにくくなったり、眼瞼《がんけん》下《か》垂《すい》、視力低下の原因にも。

動画はコチラから！

絆創膏の貼り方

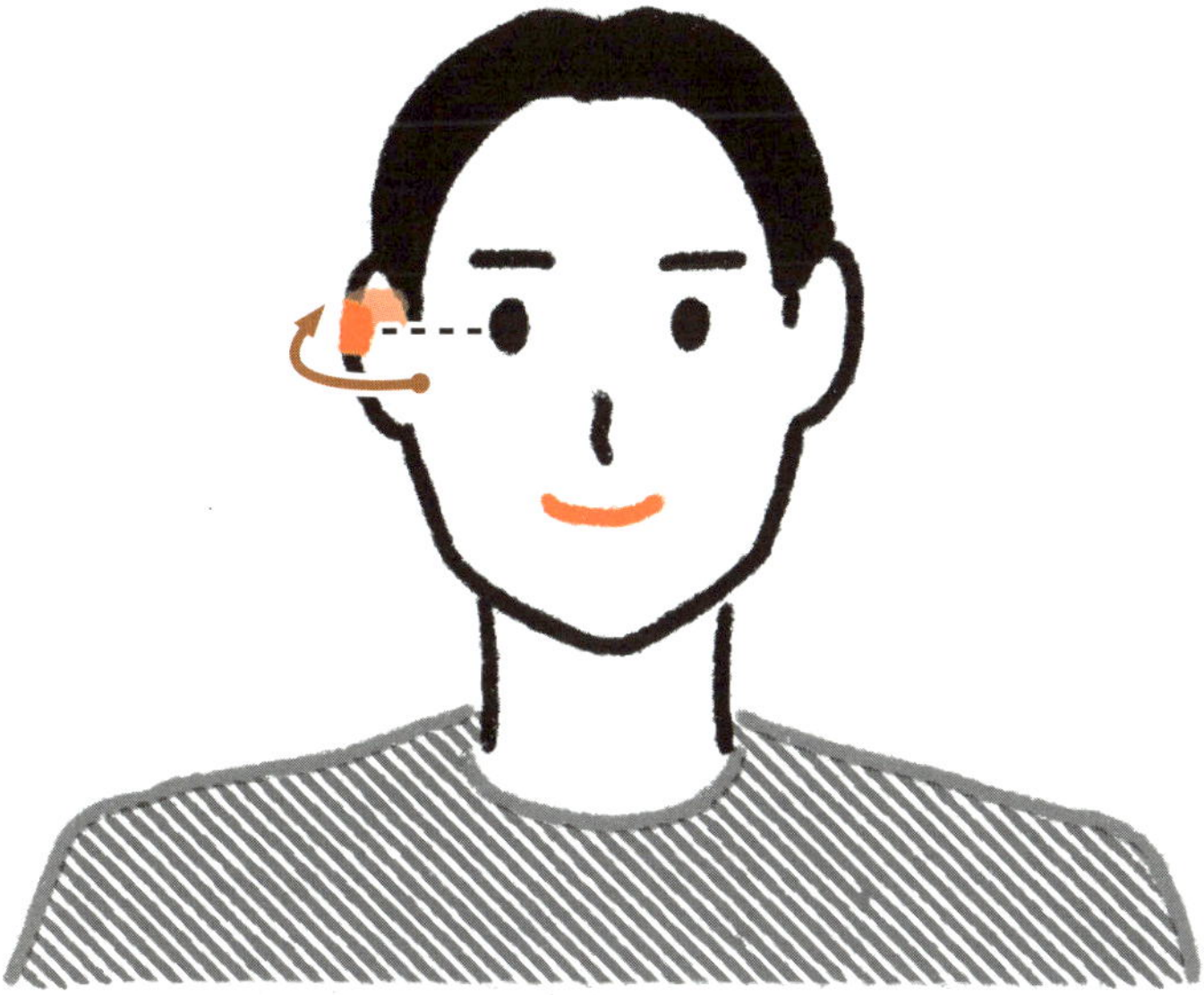

目の延長線上にある耳の上側に絆創膏を貼ります。耳の前に起点を置き、絆創膏を後ろに回してつまむように貼ります。反対側も同様に。貼った後に、目を閉じ両方の耳をつまみ外側に引っ張ると、よりテンションが目に伝わります。

お役立ち情報

おでこのシワにも効く！

眼輪筋が動くと、まぶたを持ち上げる上眼瞼挙筋《じょうがんけんきょきん》とミュラー筋と呼ばれる筋肉も動きやすくなります。これにより、目の開きをおでこの力に依存しなくてもよくなるので、おでこのシワも解決します。

ブルドッグ顔に

フェイスラインのたるみ

あごのラインのもたつきやたるみなどの加齢現象。表情筋が衰えて、無表情で無愛想な印象にもなります。

動画はコチラから!

フェイスラインがたるむ原因

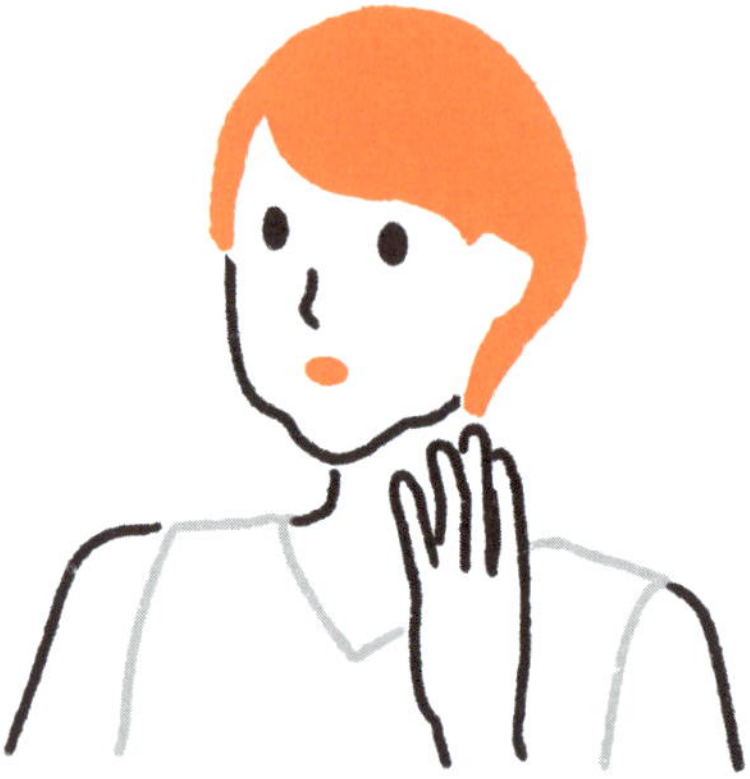

噛まない生活も一因

筋力の衰えや皮下脂肪などでたるんでしまうフェイスライン。やわらかい食事や早食いなど、食べ物をよく噛まない生活も筋肉が固まる原因に。

側頭筋にアプローチ!

筋肉にアプローチ

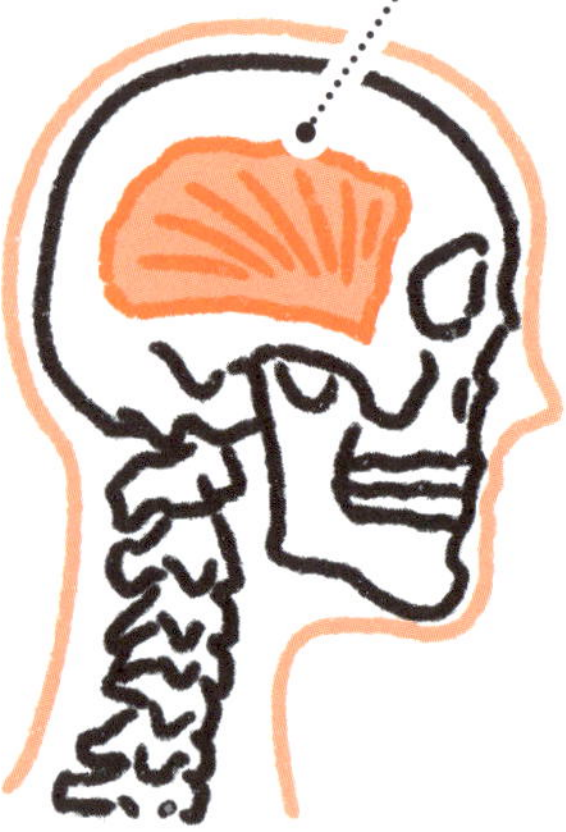

頭の側面からあごまでつながっている側頭筋のセンサーを刺激します。ここがこり固まると、その前側にある表情筋もたるんでしまいます。さらに噛み合わせの不良や唾液量の低下による内臓不調、頭痛など不定愁訴の原因にも。

絆創膏の貼り方

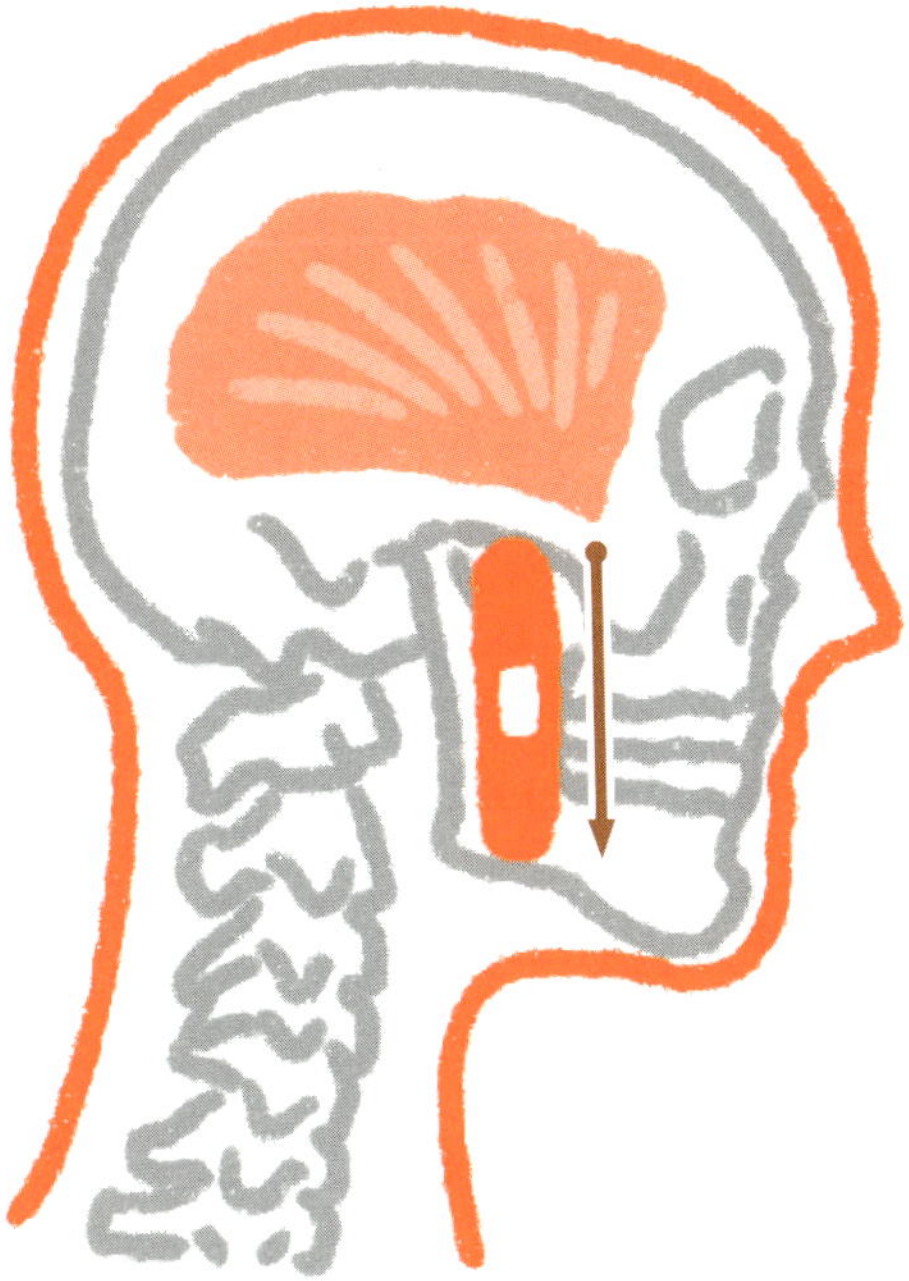

＋αテク

あごのラインに効く

フェイスライン、綺麗な噛み合わせ、食いしばり改善をするには、耳の前の顎関節の根元に3㎝ぐらいの小さな絆創膏で ✳ を作るように4枚貼り、外側翼突筋《がいそくよくとつきん》の動きをよくします。

頬骨の上に絆創膏の起点を置き、 あごのエラに沿って下に向けて絆創膏を貼ります。側頭筋と表情筋の癒着がはがれ、表情も豊かになります。

リフトアップ

顔全体のたるみ

おでこ、まぶた、頬、口周りなど、顔全体の筋肉は年齢とともにたるんできます。さらに弾力が失われ血行不良で顔色が悪くなる場合も。

動画はコチラから!

顔がたるむ原因

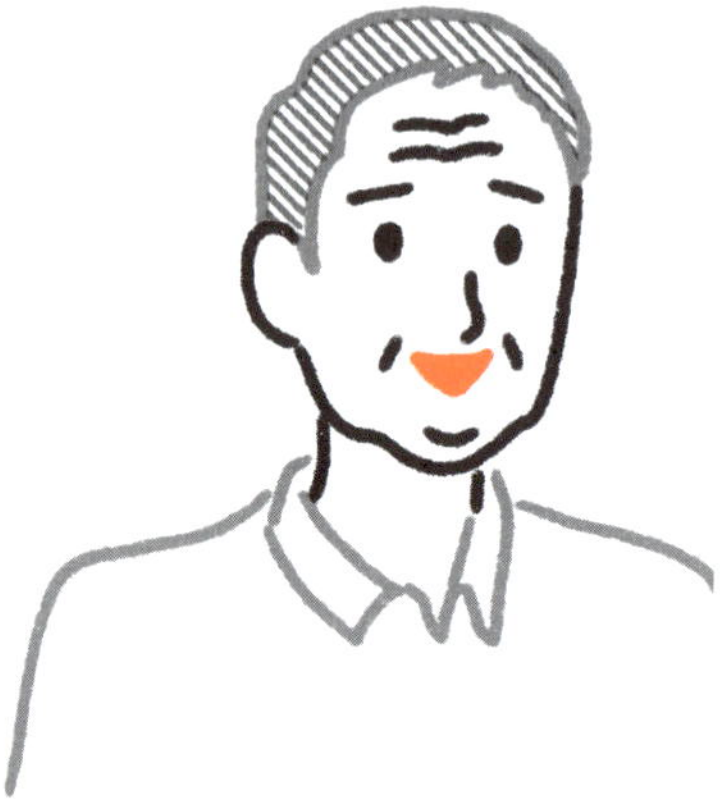

むくみなどの血行不良も原因に

代謝が悪くなり、むくみで脂肪が付きやすくたるみに。また、顔の皮膚や筋肉を包む膜は非常に薄いため、ローラーやフェイスマッサージは、簡単に皮膚や筋肉を傷つけてしまいます。顔には触れない頭皮マッサージでリフトアップを!

前頭筋と後頭筋にアプローチ!

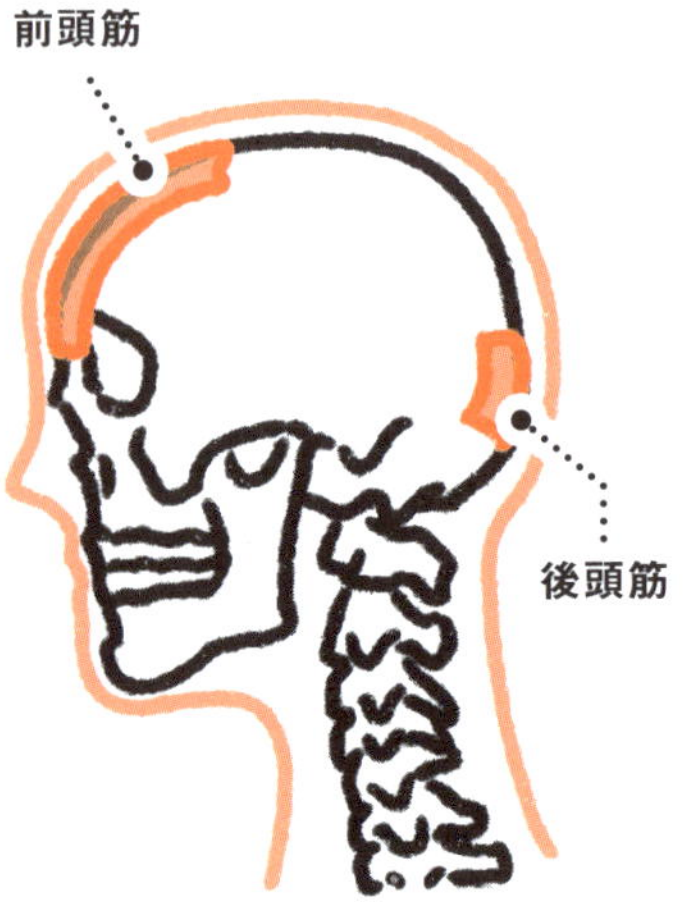

筋肉にアプローチ

普段あまり意識していませんが、顔の皮膚は、じつは頭の皮膚とつながっています。そこで、後頭部にある後頭筋《こうとうきん》のセンサーを刺激。前頭筋《ぜんとうきん》の働きもよくなり、リフトアップを叶えてくれます。

絆創膏の貼り方

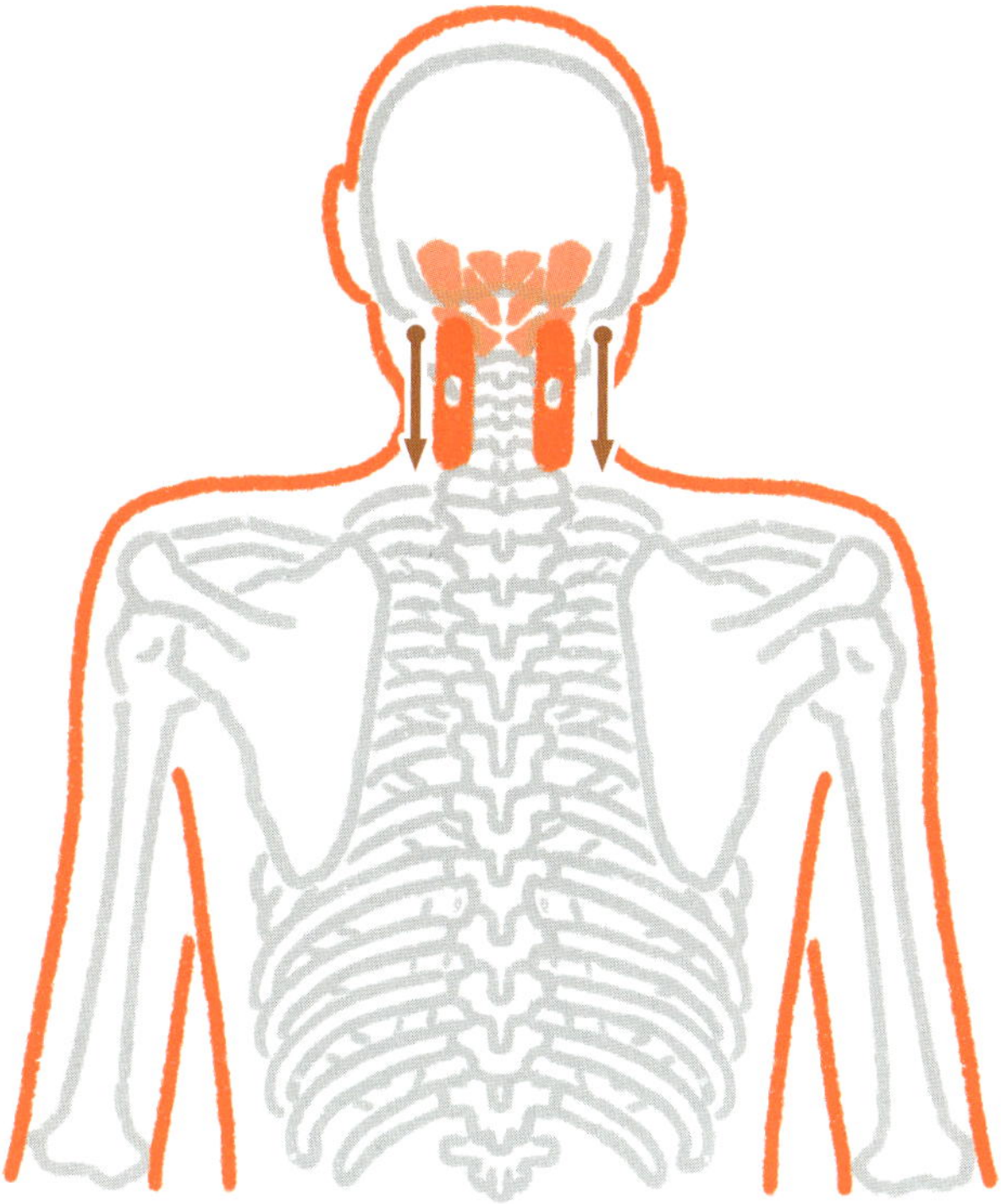

お役立ち情報

化粧水を塗ってから貼ろう

首や顔、お腹など皮膚が薄い部分は、化粧水を塗って皮膚との間に膜を作ってから絆創膏を貼るとかぶれにくいです。安い化粧水でOK。化粧水はすぐ乾燥するので絆創膏もはがれません。

首の後ろ側、襟足の部分に絆創膏の起点を置き、真下に向かって貼ります。この場所が緩むことで、後頭筋と、後頭筋に筋膜でつながっている前頭筋もほぐせます。

くびれがない寸胴足首

足首やせ

ふくらはぎと太さの変わらない寸胴足首は、俗称「サリーちゃん足」。放置していると、さらに太く硬い足になってしまいます。

動画はコチラから!

足首に肉が付く原因

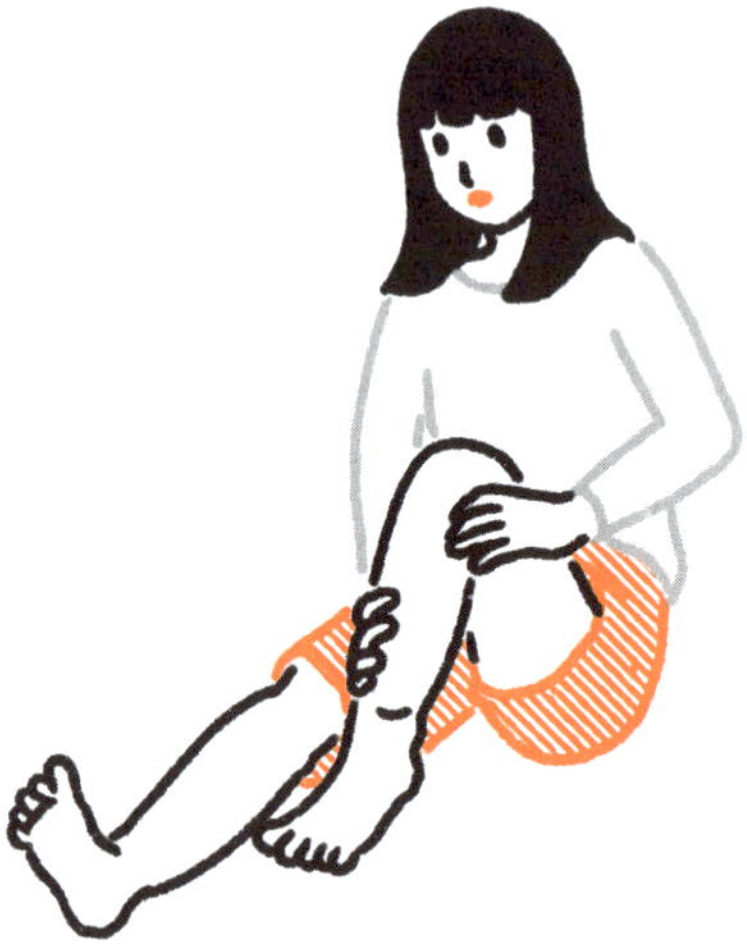

運動不足や疲労

運動不足や長時間のデスクワークにより足首を動かさない日本人。第二の心臓と呼ばれるふくらはぎの筋肉がこり固まった結果、足首が盛り上がり、老廃物はそのまま停滞し、寸胴の足首が完成します。

長母趾屈筋にアプローチ!

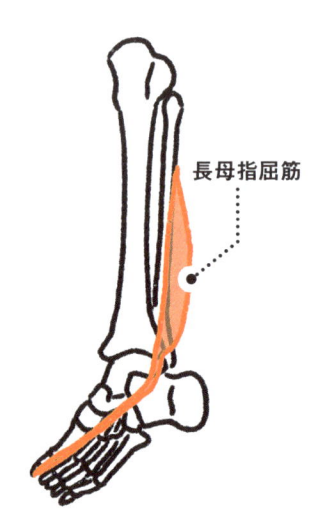

筋肉にアプローチ

ふくらはぎの深部にある長母趾屈筋を刺激すると、その上のヒラメ筋など第二の心臓がポンプとして活躍。加えて前にかがみやすくもなるので、足首が使えるようになりラインがスッキリします。

絆創膏の貼り方

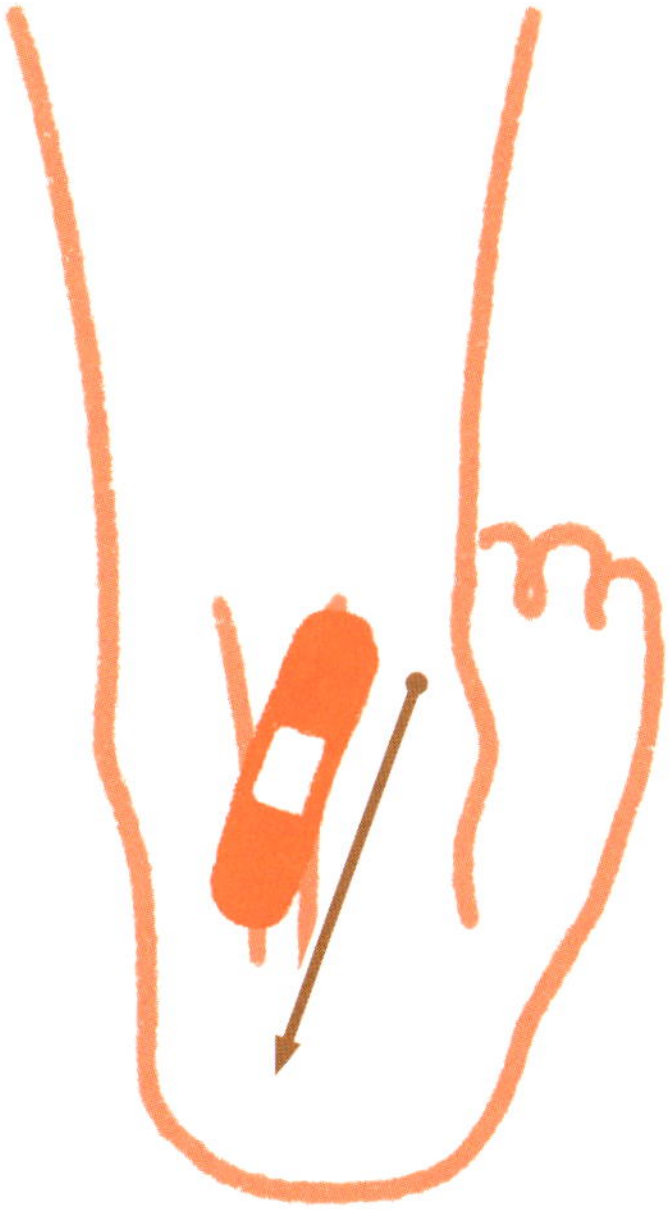

右足の場合は、アキレス腱の上部右側に絆創膏の起点を置き、斜め下30°に向かってアキレス腱をまたぐように貼ります。ふくらはぎの奥深くにある長母趾屈筋が緩み、血行がよくなります。

お役立ち情報

足の親指にも貼ろう！

足の親指の裏側に絆創膏の起点を置き、足のつめ側に向かって貼ります。貼ったまま歩くことで、長母趾屈筋にテンションが入り、筋肉が働きやすくなります。「背中の痛み②(P54-55)」も参考に。

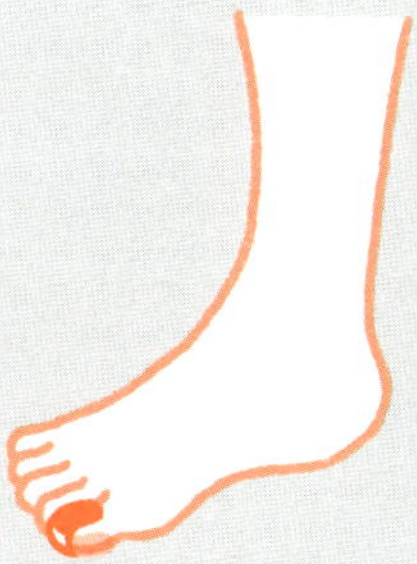

脂肪や筋肉が付いて

太ももやせ

むくみで太くなったり、筋力が低下することで脂肪が付いたり。太ももが太い人は、O脚やX脚などが原因になっている場合も。

太ももが太くなる原因

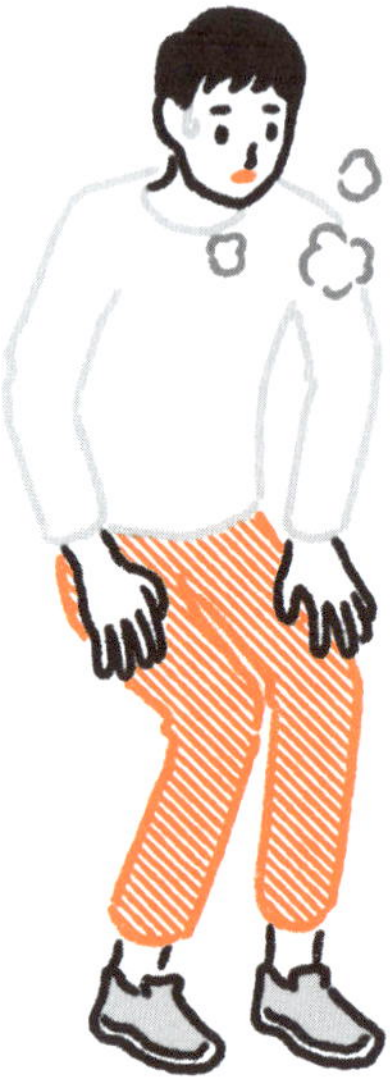

股関節の働き不足

太もも太りは皮下脂肪の蓄積が原因と思われがちですが、じつは臀部の深部筋の働き不足が一番の原因です。座りすぎや運動不足が、臀部をはじめ下半身への血流不足を招き、筋肉はやせ、脂肪はたまるという悪循環を繰り返します。

深層外旋六筋にアプローチ!

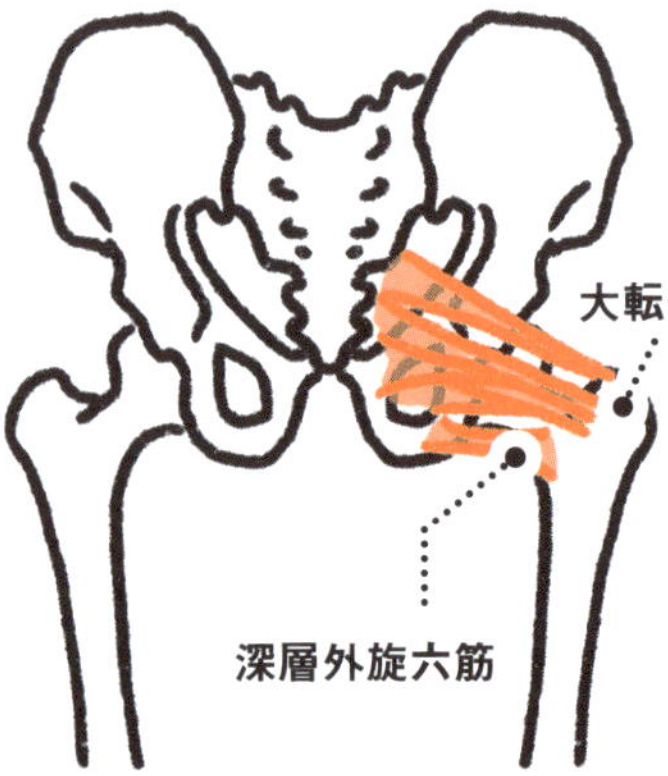

筋肉にアプローチ

臀部の深層の筋肉、深《しん》層外旋六筋《そうがいせんろっきん》は股関節を開くときに使う筋肉群。股関節が正しく動くと太ももの筋肉を正しく動かせるようになり脚やせに。

動画はコチラから!

絆創膏の貼り方

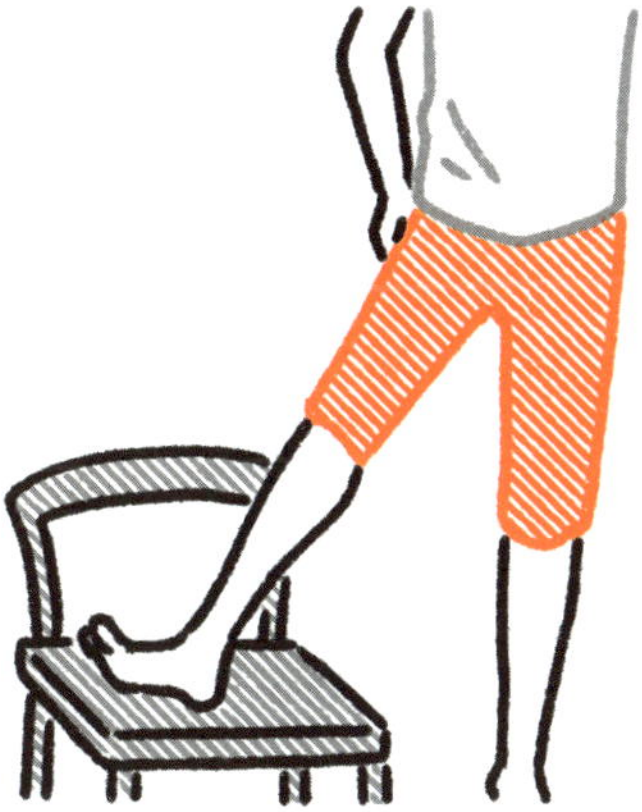

①大転子を確認

太ももの付け根あたりに手を当てながら椅子に足を乗せ、かかとを始点に足を左右に回すとコロコロ動く骨が大転子です。

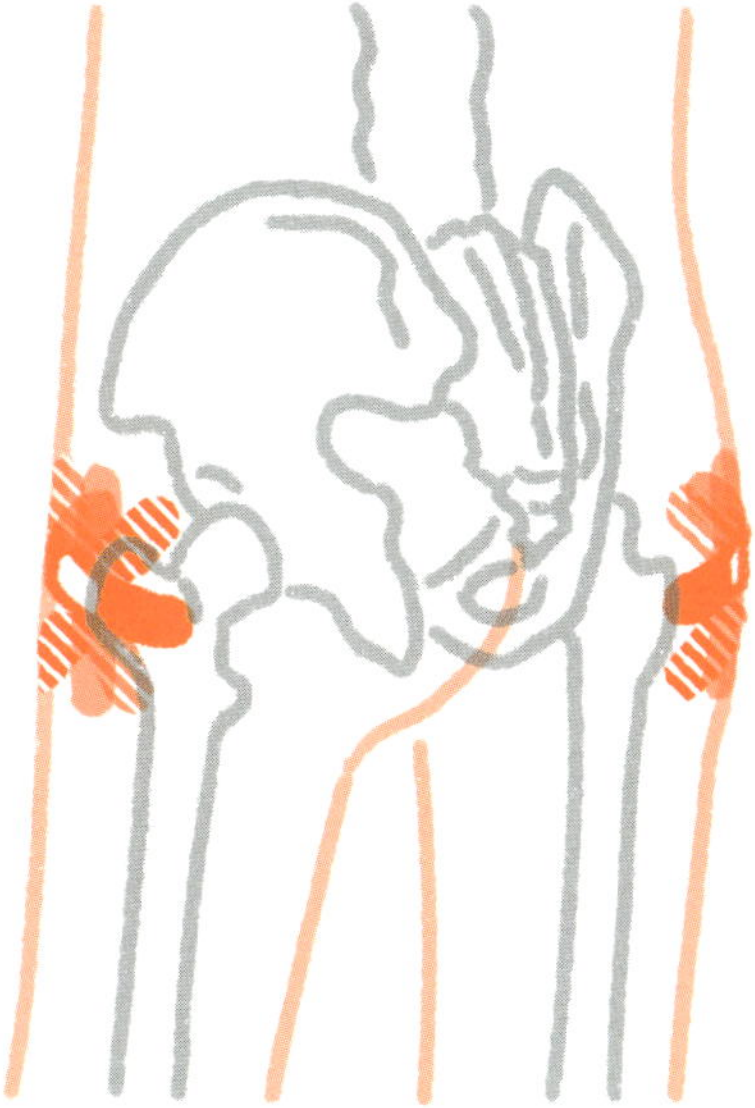

②8方向に貼る

左右両側にある骨盤の下、大転子の上を中心にして絆創膏を4枚使って8方向に貼っていきます。着地時、蹴り上げ時など、それぞれ異なるすべての筋肉にアプローチできます。

お役立ち情報

ヒップアップにも◎

変形性股関節症の人や、妊娠中で通常とは違う歩き方をして股関節との適合性が悪くなっている人にもおすすめ。大臀筋を動かすのでヒップアップ効果も期待できます。

ぽっこりお腹

お腹やせ

年齢とともに代謝が落ち、皮下脂肪がたまりやすくなるお腹。姿勢が悪くなるのはもちろん、体重が増加することでひざ痛の原因にも。

動画はコチラから！

お腹が出る原因

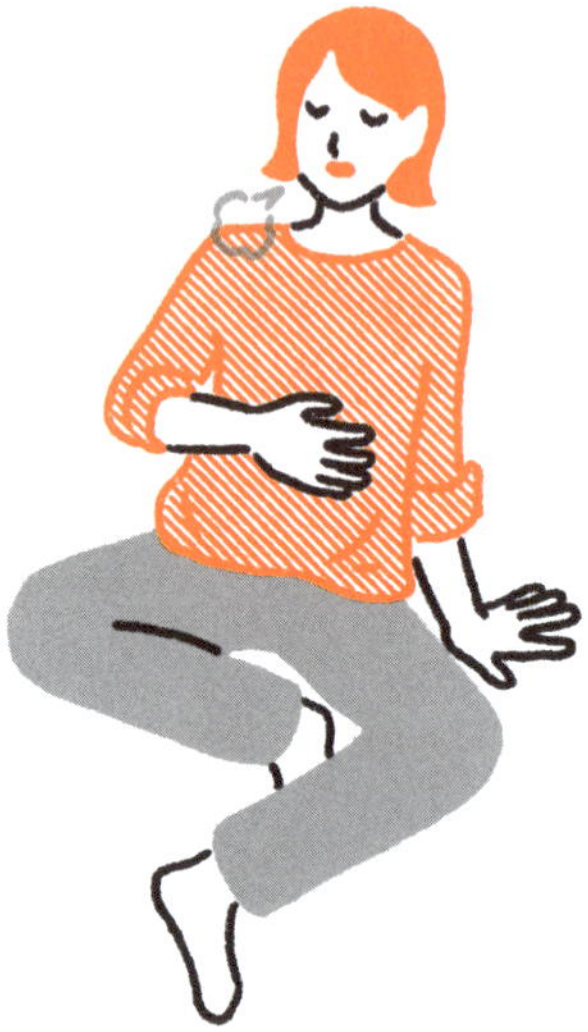

食べすぎや内臓の位置が原因

食べすぎると下腹部がぽっこり出る女性は、反り腰で内臓の位置が下がっている場合も。腰骨のラインを正常にすることで、内臓が元の位置に戻りスッキリします。

腹横筋にアプローチ！

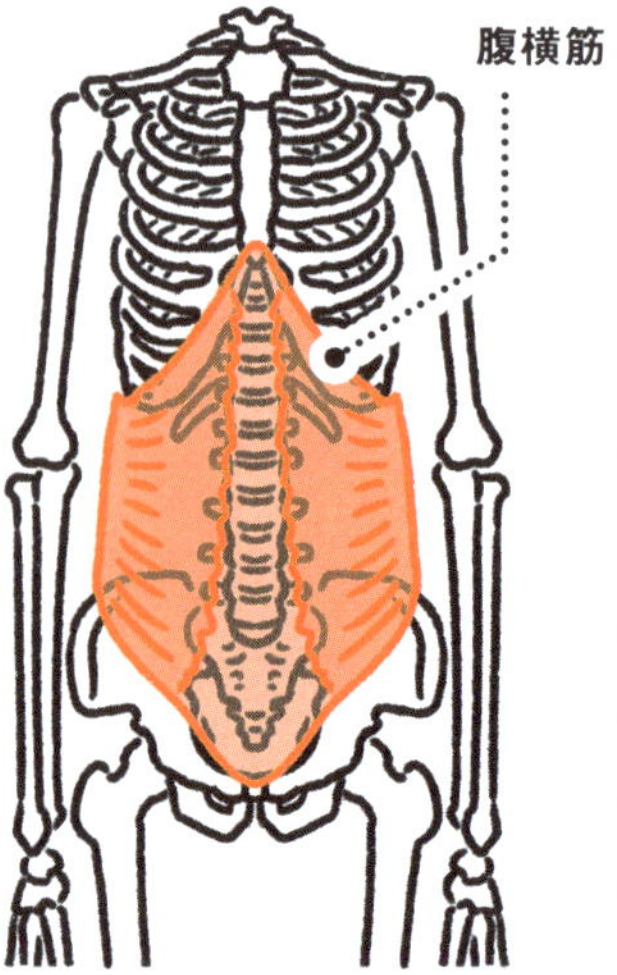

筋肉にアプローチ

お腹の筋肉の中で、一番深層にある腹横筋が収縮することで他の筋肉の働きもよくなります。内臓機能、代謝、呼吸機能が改善されダイエット効果も望めます。

絆創膏の貼り方

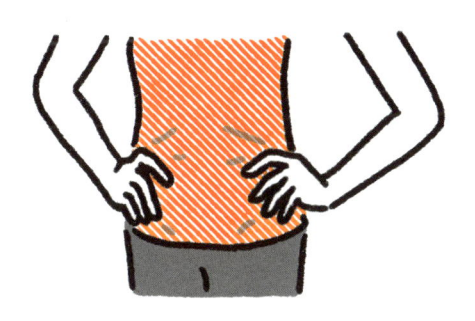

① 骨盤の前の突起、腸骨の位置を確認します。

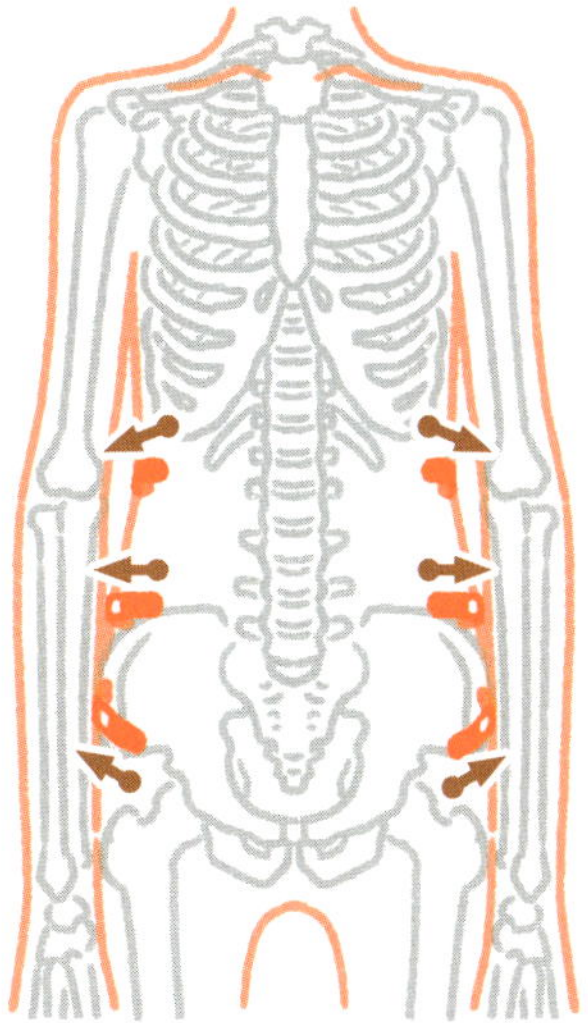

② 肋骨の少し下から軽く皮膚を引っ張りながら、腸骨の突起に向かって斜め下に貼ります。次に腸骨の突起の少し内側に絆創膏の起点を置き、骨をまたぐように横向きに貼ります。ウエストのすぐ上から軽く皮膚を引っ張りながら、腸骨の突起に向かって斜め上に貼ります。

③ 左右、両方に絆創膏を貼ります。貼る順番は、真ん中、下、上の順で。お腹はかぶれやすいので貼る時間は1分ほどでOK。

お役立ち情報

太ももの筋肉でも！

私たちは歩行時に内側広筋、中間広筋、外側広筋という筋肉が収縮することで、それがお腹に伝わり腹横筋が働きます。そこで「ひざ痛み①（P80-81）」で紹介している絆創膏整体もおすすめ。より腹横筋にアプローチすることができます。

ぷるぷるとたるむ

二の腕やせ

夏など、半袖になる季節に気になる二の腕のたるみ。脂肪が蓄積しやすい場所なので、絆創膏整体でこまめにケアを。

動画はコチラから！

二の腕がたるむ原因

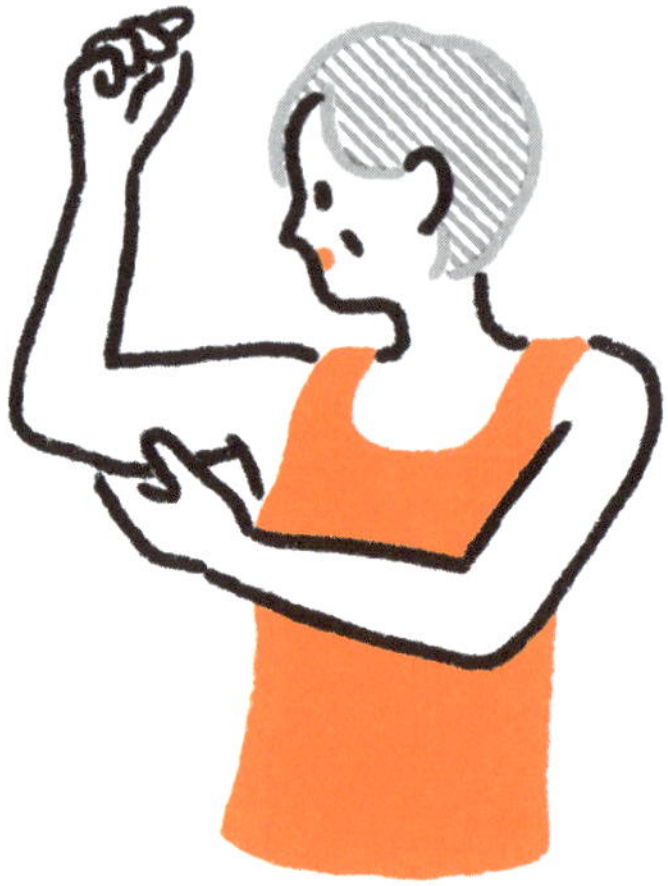

肘の曲げすぎ

スマホ、PCワークなど肘を曲げたままの姿勢の継続が上腕三頭筋の働き不足を生み、結果、二の腕がぷるぷるにたるみます。さらにこの筋は普段使われないので、意識してトレーニングしないとこり固まりが加速し、悪循環を招きます。

上腕三頭筋にアプローチ！

筋肉にアプローチ

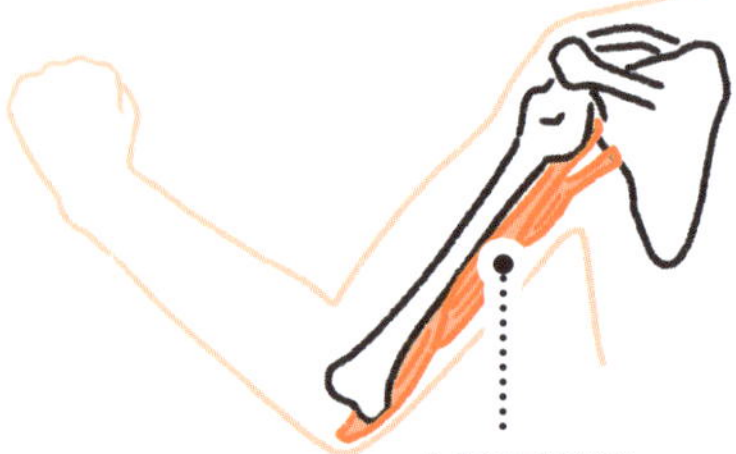

上腕三頭筋は3本あり、真ん中の長い筋肉の両側に外側頭《がいそくとう》、内側頭《ないそくとう》という短い筋肉があります。この短い筋肉が働き不足に陥りやすいので、筋肉のセンサーを刺激して二の腕をスッキリさせていきます。

絆創膏の貼り方

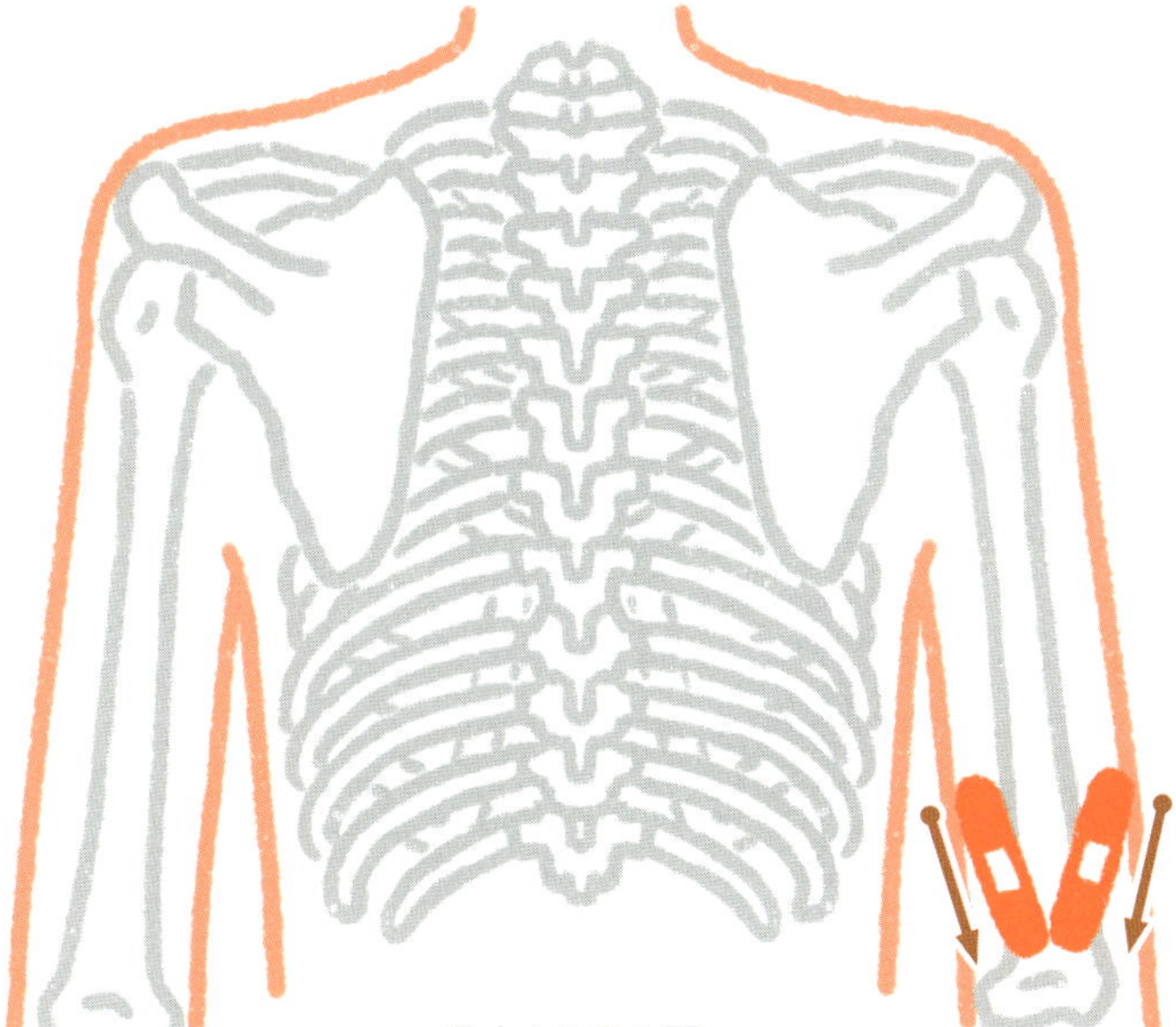

背中から見た図

お役立ち情報

肩甲骨もプラスして！

基礎代謝をアップさせるには、首こり、肩こりの肩甲骨はがしの絆創膏整体「肩こり①（P46-47）」もおすすめ。僧帽筋下部線維を活性化するので、ぜひ肩甲骨、ひざ、お腹のトリプルで貼ってみてください。

上腕三頭筋の内側頭と外側頭に絆創膏を貼ります。腕の外側と内側から肘に向かってV字に貼ります。肘の痛みにも効果的なのでテニス肘、野球肘も改善します。

おわりに

最後までお読みいただき、ありがとうございます。

この本を手に取っていらっしゃる方は、肩や腰、ひざなど、どこかしらに痛みを抱えていると思います。

絆創膏整体が、少しでもみなさんの痛み改善のお役に立てたでしょうか？

そして、「この痛みは、じつはここが原因だったのか！」と、みなさんの痛みに関する知識がアップデートしていたら、とてもうれしく感じます。

私は、YouTubeを通じて、「本当の健康を発信したい」と、チャンネル開設以来、活動をしてきました。

活動理由は大きく分けて2つあります。1つは「自身の健康は自身で守る世界を作りたい」ということです。

私はこれまで、５軒以上の整形外科に行っても、10軒以上の整体院に行っても改善しないようなつらい症状で苦しんでいる方のお悩みを解決する活動を自社サロンで行ってきました。

ベッドで寝返りも起き上がりもできず普通の日常生活が送れない、５分以上歩くことができない、10分も連続して座れず仕事が続けられない、といったさまざまな症状の方の悩みを解決してきました。

しかし、私自身が施せるのはわずかな人数です。日本全国でつらい症状で悩んでいる方の数を思えば、日本の健康に何も寄与できていない状況です。

また、私のところへ来られる方は、「どこの整体院も治してくれない」「病院は薬か手術であとは放置される」といった愚痴を言う方も多く、こういう方は自分の痛みは１００％人任せ、つまり人に任せておけばいつか治ると思っている他者への「依存」状態の方が大半なのです。

元をたどれば、ご自身の痛みのほとんどは自分自身が生み出したもの。

それならそれは、自分自身で解決できるはずなのです。

ご自身に痛みや不調が起きたら、まずはこの本を見て原因を見抜く、そして山内流の「絆創膏整体」で問題解決をする。

そんな考えが世の中に広まったら、他者に依存せずご自身で健康をキープする世界が作れると思います。

また、もう1つの理由に、この世界から「不要な薬や手術をなくしたい」という想いがあります。

いまの医療界は、画像所見重視の診断、生まれつきや生活習慣、加齢に伴う変形など形（器質）を改善することにこだわりすぎています。

私たちの身体は一人ひとり違いますし、加齢もある意味、成長と言えます。形にこだわるのではなく、機能をよくすることが大切なのです。関節が変形していても、筋肉の動きがとぼしくても、関節や筋肉など個々の機能を高めれば理想の生活が送れるはずです。

そして、それを叶えるのがこの山内流「絆創膏整体」なのです。

本書を通じて、痛みに悩んだり苦しんだりしている方々が、ご自分の痛みの本当の原因を知ることができ、絆創膏を貼ることでその痛みを解決できるようになれば、こんなうれしいことはありません。

２０２４年11月　腰痛・肩こり駆け込み寺

山内義弘

山内義弘（やまうち・よしひろ）

1970年、名古屋市出身。理学療法士。山梨県のAKA-博田法専門病院で修業。そのテクニックをさらに進化・改良した山内流を開発。現在は、どこへ行っても治らない痛みの「最後の砦《とりで》」として活動している。全国のセラピスト向けセミナー登壇、講演活動、オンライン配信など多岐にわたって活躍。YouTubeチャンネル「腰痛・肩こり駆け込み寺【山内義弘】」は2024年11月現在、登録者数90万人を超す。主な著書に『コリと痛みの駆け込み寺！　のびちぢみ体操』（KADOKAWA）。

ブックデザイン　池田香奈子
イラスト　かざまりさ
執筆協力　下関崇子
編集協力　長谷川 華（はなぱんち）
校正　山崎春江

体《からだ》の不調《ふちょう》をすべて解決《かいけつ》する
絆創膏《ばんそうこう》を貼《は》るだけ整体《せいたい》

2024年12月25日　初版発行
2025年 7 月 5 日　7版発行

著者　山内義弘《やまうちよしひろ》
発行者　山下直久
発行　株式会社KADOKAWA
〒102-8177　東京都千代田区富士見2-13-3
電話 0570-002-301（ナビダイヤル）
印刷所　TOPPANクロレ株式会社
製本所　TOPPANクロレ株式会社

● お問い合わせ
https://www.kadokawa.co.jp/（「お問い合わせ」へお進みください）
※内容によっては、お答えできない場合があります。
※サポートは日本国内のみとさせていただきます。
※ Japanese text only

定価はカバーに表示してあります。

ISBN 978-4-04-607267-2　C0077